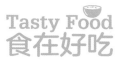

Tasty Food

食在好吃

U0305725

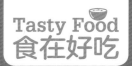

Tasty Food
食在好吃

调养五脏
这样吃最好

甘智荣 主编

江苏凤凰科学技术出版社　凤凰含章

图书在版编目（CIP）数据

调养五脏这样吃最好 / 甘智荣主编 . –– 南京 : 江
苏凤凰科学技术出版社 , 2015.10
　（食在好吃系列）
　ISBN 978–7–5537–4256–4

　Ⅰ . ①调… Ⅱ . ①甘… Ⅲ . ①五脏 – 食物养生 – 食谱
Ⅳ . ① R247.1 ② TS972.161

　中国版本图书馆 CIP 数据核字 (2015) 第 049190 号

调养五脏这样吃最好

主　　　　编	甘智荣	
责 任 编 辑	樊　明　　葛　昀	
责 任 监 制	曹叶平　　周雅婷	
出 版 发 行	凤凰出版传媒股份有限公司	
	江苏凤凰科学技术出版社	
出版社地址	南京市湖南路 1 号 A 楼，邮编：210009	
出版社网址	http://www.pspress.cn	
经　　　销	凤凰出版传媒股份有限公司	
印　　　刷	北京旭丰源印刷技术有限公司	
开　　　本	718mm×1000mm　　1/16	
印　　　张	10	
插　　　页	4	
字　　　数	250千字	
版　　　次	2015年10月第1版	
印　　　次	2015年10月第1次印刷	
标 准 书 号	ISBN 978–7–5537–4256–4	
定　　　价	29.80元	

图书如有印装质量问题，可随时向我社出版科调换。

前言 Preface

　　不论是体质养生、饮食养生，还是四季养生，其具体方法最终还是落在对五脏的养护上。人体是一个统一的整体，各身体器官分工合作，相互协调配合才能保证身体健康。要想百病不生，就必须要疏通气血；要想气血通畅，就必须让五脏正常运作；要想五脏协调配合，就必须清除体内的毒素。通气血、补五脏，才能促发生命机体活力，祛除百病、延年益寿。

　　俗话说，治病不如防病，与其把金钱和时间花费在求医吃药上，不如花在平日的补养上，有个好身体，"百病不生"，这才是养生的最终目的。心、肝、脾、肺、肾是人体生命的核心。其中，心主血脉，肺主气，肝主生发，脾主运化，肾主藏精，缺一不可，都是人体的重要脏器。五脏之中无论哪一脏器受损，生命都会受到威胁，可见保养五脏是何等重要。那么，我们该如何从日常生活的方方面面来保护自己，使五脏健康，让自己的生活更精彩呢？

　　正确合理的食疗，是人们养护五脏、延年益寿的一条有效的途径。食疗既能让人们享受到美味的食物，又能起到防病治病的疗效，一举两得，何乐而不为呢？养护五脏，各脏器亦有其不同的食疗方法。如养心可多吃人参、红枣、桂圆肉、酸枣仁、猪心等益气安神、补养气血的药材和食材；养肝可多吃枸杞子、菊花、香附、牡蛎、猪肝等疏肝理气、祛火明目的药材和食材；养脾可多吃黄芪、山药、党参、山楂、猪肚等补气健脾、生津养血的药材和食材；养肺可多吃川贝母、百合、白果、玉竹、猪肺等养阴润肺、化痰止咳的药材和食材；养肾可多吃熟地、杜仲、芡实、冬虫夏草、猪腰等补肾助阳、补血滋阴的药材和食材。

　　本书理论部分介绍了五脏与六腑、五行、五色之间的关系，帮助读者了解五脏的基本知识。本书分为五篇，分别列举了心、肝、脾、肺、肾各脏器所对应的对症食疗方，以方便读者根据自身需要查阅，让人们真正体会到健康合理的饮食给身体带来的更多有益的健康体验。

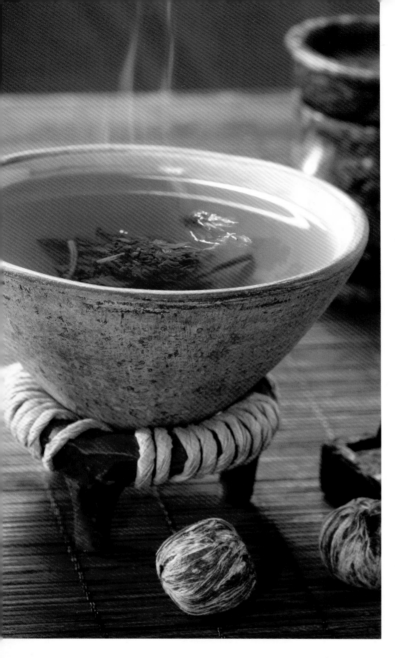

目录 Contents

揭开五脏养生的神秘面纱　　9

红枣枸杞子鸡汤	14
阿胶枸杞子炖甲鱼	14
赤小豆煲乳鸽	15
生地猪瘦肉汤	16
三七薤白鸡肉汤	16
五味子炖肉	17
猪肝炖五味子	17
鲜人参乳鸽汤	18
当归党参红枣鸡汤	18
当归桂圆猪腰汤	18
葡萄红枣汤	19
桂圆花生汤	19
桂圆山药红枣汤	19
苦瓜菊花猪瘦肉汤	20
人参滋补汤	20
灵芝肉片汤	21
红枣莲藕猪蹄汤	21
阿胶猪皮汤	22
益智仁鸭汤	22
益智仁猪骨汤	22
生地煲脊骨	23
莲子红枣花生汤	23
莲子猪心汤	23
白芍猪肝汤	24
柏子仁大米羹	24
红枣柏子仁小米粥	25
桂枝莲子粥	25
党参茯苓鸡汤	26
丹参三七炖鸡	26
猪骨黄豆丹参汤	26
灵芝黄芪猪蹄汤	27
酸枣仁黄豆炖鸭	27
酸枣仁莲子炖鸭	27
赤小豆薏米汤	28
石菖蒲猪心汤	28

桂枝红枣猪心汤　　28
双枣莲藕炖排骨　　29
苦瓜黄豆排骨汤　　29
玉竹炖猪心　　29
西瓜玉米粥　　30
莲子红米羹　　30
麦门冬大米羹　　31
酸枣仁大米羹　　31
双仁菠菜猪肝汤　　32
何首乌炒猪肝　　32
归芪补血乌鸡汤　　32
海带豆腐汤　　33
山楂猪瘦肉汤　　33
薏米南瓜浓汤　　33
板栗桂圆粥　　34
桂圆莲芡粥　　34
酸枣玉竹糯米粥　　35
莲花菠萝蜜汁　　35
参片莲子汤　　36
百合汁　　36
黄芪红茶　　37
西瓜牛奶　　37
双连桂花饮　　38
苦瓜汁　　38
丁香绿茶　　39
决明子苦丁茶　　39
当归苦参饮　　40
黄花菜菠菜汁　　41
五味子旱莲草茶　　41
天麻川芎枣仁茶　　42
苦参茶　　42
黄连甘草汁　　42
百合茶　　43
莲藕胡萝卜汁　　43
天门冬茶　　43
北沙参茶　　44
灵芝蜂蜜茶　　44

PART 2
肝脏调养篇

参芪枸杞子猪肝汤　　46
女贞子鸭汤　　46
白芍红豆鲫鱼汤　　47
枸杞叶鸡肝汤　　48
归芪猪瘦肉汤　　48
女贞子首乌鸡汤　　48
菊花羊肝汤　　49
柴胡枸杞子羊肉汤　　49
柴胡猪肝汤　　49
天麻黄精炖乳鸽　　50
鳝鱼苦瓜枸杞子汤　　50
柴胡白菜汤　　51
猪肝汤　　51
决明子鸡肝苋菜汤　　52
决明子杜仲鹌鹑汤　　52
三七郁金炖乌鸡　　52
郁金黑豆炖鸡　　53
天麻鱼头汤　　53

脊骨牡蛎炖鱼　　53
乌梅银耳鲤鱼汤　　54
西红柿猪肝汤　　54
鳝鱼土茯苓汤　　54
海带炖排骨　　55
芹菜猪瘦肉汤　　55
西洋参猪瘦肉汤　　55
雪蛤枸杞子甜汤　　56
二草红豆汤　　56
冬瓜豆腐汤　　57
香附豆腐泥鳅汤　　57
冬瓜鳗鱼汤　　58
延胡索橘皮汤　　58
白芍椰子鸡汤　　59
佛手元胡猪肝汤　　59
女贞子蒸带鱼　　60
灵芝猪瘦肉汤　　60
茵陈炒花甲　　60
兔肉薏米煲　　61
黄芪蛤蜊汤　　61
萝卜丝鲫鱼汤　　61

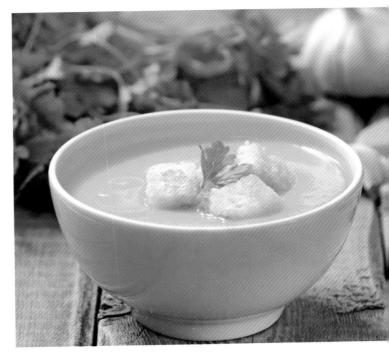

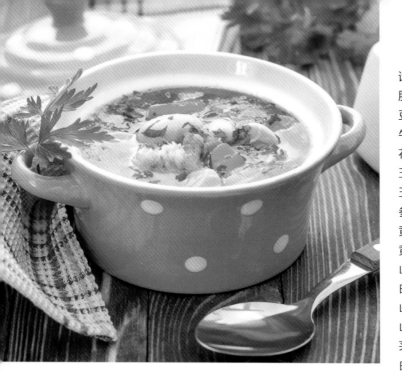

玉米车前子大米粥	62
枸杞子鲫鱼粥	62
黄芪豌豆粥	63
当归枸杞子鹌鹑粥	63
川芎香附茶	64
茯苓清菊茶	65
虎杖党参蜜	65
牡丹皮杏仁茶	66
牡丹皮菊花茶	66
虎杖泽泻茶	66
莲芯香附茶	67
钩藤白术饮	67
茵陈姜糖茶	67
天麻钩藤饮	68
乌梅汁	68
五味子茶	69
丹参红花陈皮饮	69
枸杞子茶	70
决明子柠檬茶	70
柴胡茶	71
绞股蓝茶	71
陈皮姜茶	72
何首乌茶	72

PART 3
脾脏调养篇

黄芪牛肉汤	74
黄芪绿豆煲鹌鹑	74
山药猪胰汤	75
山药麦芽鸡胗汤	75
党参生鱼汤	76
青豆党参排骨汤	76
太子参炖猪瘦肉	76
肉豆蔻陈皮鲫鱼羹	77
春砂仁花生猪骨汤	77
绿豆陈皮排骨汤	77
白果煲猪小肚	78
冬瓜瑶柱汤	79
北黄芪猪肚汤	79
陈皮鸽子汤	80
冬瓜竹笋汤	80
南瓜虾米汤	80
党参鳝鱼汤	81
山楂猪瘦肉汤	81
蒜肚汤	81

话梅高良姜汤	82
肚条煲	82
豆豉鲫鱼汤	83
牛奶炖花生	83
花生香菇鸡爪汤	84
玉米猪肚汤	84
玉米山药猪胰汤	85
参果炖猪瘦肉	85
黄花菜马齿苋汤	86
黄连杏仁汤	86
山药大蒜蒸鲫鱼	86
白扁豆鸡汤	87
山药枸杞子甜羹	87
山药炖鸡	87
茅根猪蹄汤	88
白芍山药鸡汤	88
牛肚汤	89
白术茯苓田鸡汤	89
鸡内金山药炒甜椒	90
薏米银耳补血汤	90
腐竹猪肚汤	91
胡萝卜煲牛肉	91
家常牛肉煲	92
蘑菇豆腐鲫鱼汤	92
胡椒猪肚汤	93
西红柿蘑菇排骨汤	93
茯苓猪瘦肉汤	94
南瓜薏米粥	94
山楂苹果大米粥	95
糯米莲子粥	95
陈皮白术粥	96
白术猪肚粥	96
西瓜翠衣煲	97
高良姜山楂粥	97
山楂五味子茶	98
洋葱汁	98
甘草茶	99
薏米茶	99

麦芽山楂饮　　　100
太子参浮小麦茶　　101
薏米红枣茶　　　101
苹果番荔枝汁　　102
麦芽茶　　　　　102

西洋参甲鱼汤　　108
鱼腥草乌鸡汤　　108
川贝母炖鸡蛋　　109
白萝卜百合羹　　109
椰子杏仁鸡汤　　109
白果蒸鸡蛋　　　110
白果玉竹猪肝汤　110
天门冬银耳汤　　111
南杏萝卜炖猪肺　111
马蹄煲猪脊骨　　112
百合绿豆凉薯汤　113
鸽子银耳胡萝卜汤　113
雪梨猪腱汤　　　114
丝瓜鸡片汤　　　114
丝瓜金银花饮　　115
桑白皮排骨汤　　115
虫草炖乳鸽　　　116

菠萝银耳红枣甜汤　116
冬瓜薏米煲鸭　　116
核桃冰糖炖梨　　117
冰糖炖木瓜　　　117
百合莲藕炖梨　　117
柴胡雪梨汤　　　118
百部甲鱼汤　　　118
虫草鸭汤　　　　118
雪梨银耳百合汤　119
麻黄陈皮猪瘦肉汤　119
甘菊桔梗雪梨汤　119
天门冬米粥　　　120
冬瓜白果姜粥　　120
白梨鸡蛋糯米粥　121
玉竹枸杞子粥　　121
复方鱼腥草粥　　122
鸡蛋银耳浆　　　122

PART 4
肺脏调养篇

川贝母炖豆腐　　104
银耳百合汤　　　104
百合沙参汤　　　105
沙参煲猪肺　　　105
霸王花猪肺汤　　106
玉参焖鸭　　　　107
川贝母炖梨　　　107
罗汉果杏仁猪蹄汤　108

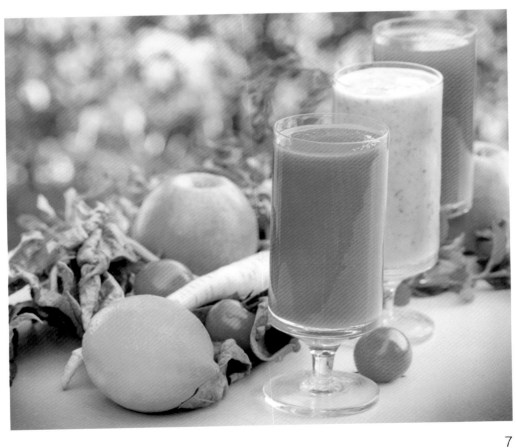

浙贝母白果粥　122
川贝母杏仁粥　123
枇杷叶粥　123
百合南瓜大米粥　123
灵芝玉竹麦门冬茶　124
枇杷叶桑白皮茶　124
川贝母杏仁枇杷茶　125
百合葡萄干粥　125
罗汉果金银花饮　126
哈密瓜蜂蜜汁　127
虫草西洋参茶　127
金银花饮　128
防风苦参饮　128
胡萝卜甜椒汁　129
樱桃草莓汁　129
麦门冬竹茹茶　130
玉竹西洋参茶　130
白芨玉竹饮　130
乌梅竹叶绿茶　131
麦门冬竹叶茶　131
桑白皮杏仁茶　131
紫苏茶　132
灵芝银耳茶　132

PART 5
肾脏调养篇

熟地羊肉当归汤　134
山药乌鸡汤　134
龟板杜仲猪尾汤　135
补骨脂芡实鸭汤　135
锁阳炒虾仁　136
巴戟黑豆鸡汤　136
肉苁蓉炖猪瘦肉　136
山药黄精炖鸡　137
菟丝子烩鳝鱼　137
虫草红枣炖甲鱼　137
巴戟羊藿鸡汤　138
莲子补骨脂猪腰汤　139
山药鳝鱼汤　139
虫草炖雄鸭　140
首乌黄精肝片汤　140
杜仲羊肉萝卜汤　140
茸杞红枣鹌鹑汤　141
鹿茸煲鸡　141
核桃仁拌韭菜　141
芡实莲子薏米汤　142
甲鱼芡实汤　142

黄精猪尾汤　143
锁阳羊肉汤　143
薄荷水鸭汤　144
猪肠核桃仁汤　144
菊花北黄芪鹌鹑汤　145
肉桂茴香炖鹌鹑　145
北黄芪炖乳鸽　146
芡实莲须鸭汤　146
三味鸡蛋汤　146
五子鸡杂汤　147
黑芝麻乌鸡汤　147
鲜人参炖鸡　147
韭菜籽猪腰汤　148
腰果核桃牛肉汤　148
海带海藻猪瘦肉汤　149
核桃仁杜仲猪腰汤　149
牡蛎豆腐汤　150
红枣核桃乌鸡汤　150
绞股蓝墨鱼猪肉汤　151
山药排骨煲　151
红枣鹿茸羊肉汤　152
肉豆蔻猪腰汤　152
韭黄蚌仔羹　153
莲子芡实猪心粥　153
肉桂米粥　154
莲子黑米粥　154
黑芝麻山药糊　155
黑米红豆茉莉粥　155
核桃乌鸡粥　156
当归姜丝羊肉粥　156
鸡内金核桃燕麦粥　157
桂圆羊肉粥　157
车前子荷叶茶　158
乌梅甘草汁　158
菠菜黑芝麻牛奶汁　159
黑豆芝麻汁　159
威灵仙牛膝茶　160
枸杞子韭菜炒虾仁　160
当归牛尾虫草汤　160

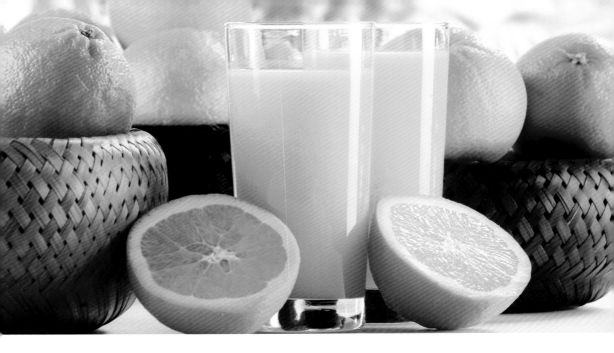

揭开五脏养生的神秘面纱

　　"五脏六腑"是中国人用了几千年的一个名词，是指人体内的主要器官。《素问·五藏别论》中有云："所谓五脏者，藏精气而不泻也，故满而不能实；六腑者，传化物而不藏，故实而不能满也。"这句话从现代的解释来看，"脏"即指人体内实心的有结构的器官，包括心、肝、脾、肺、肾，故为"五脏"；"腑"即指人体内空心的器官，包括胆、胃、大肠、小肠、膀胱、三焦，受五脏浊气，名传化之府，故为"六腑"。这里我们通过解读这些神奇的"五脏六腑"，养五脏，调六腑，开启智慧养生的大门。

　　五脏具有制造并储存气、血、津液的功能，六腑则具有消化吸收的功能。我们摄取的饮食，分为对身体而言必要的营养（水谷精华）和不必要的成分（糟粕）。而五脏则负责将水谷精华生成气、血、津液，并将之储存，而六腑则负责将糟粕转化成粪便与尿液排泄出身体。

　　五脏与六腑不仅各有功能，同时也和对应的脏腑互相协力运作。相对应的脏腑有肝与胆、心与小肠、脾与胃、肺与大肠、肾与膀胱。六腑中的三焦是元气等气与津液的通路，同时也是气化作用进行的部位。互相对应的脏腑间靠经脉联结，以脏为主，腑为从，腑的消化吸收作用由脏统筹。另外在性质方面，脏属阴，腑属阳。这是因为出于脏的经脉通过身体属阴的部分（腹部），而出于腑的经脉通过身体属阳部分（背部）的缘故，因此脏属里，而腑属表。

　　脏和腑除了在性质上有很大的差异外，其经络的位置也有很大的不同。所有脏的经络都在手臂和腿部的内侧，以及身体的内侧。腑的经络则在手臂和腿的外侧，以及身体的背面。当人体面临威胁时，会本能地屈起身躯，所有脏的经络都在身体的内侧，受到了非常好的保护，只有腑的经络暴露在外。相比之下，脏的重要性远大于腑。疾病初期多由腑产生异常，当时间拖长之后病邪侵入体内，则对应的脏器便会失调。不过也有脏器发生异常而使对应的腑发生疾病的状况，这就是因为彼此的功能相互影响的关系。《黄帝内经》中对这种"脏"和"腑"的分类方法，具备了极高的观察力和智慧。

五脏与"五行"

中医常用五行描述人体五脏系统（心、肝、脾、肺、肾）的功能和关系，但这里的五脏也是一个功能概念，即藏象，并不限于具体的解剖上的五脏。藏象就是指人体的脏腑、经络、气血津液等的生理构成和生理功能，以及它们在运动变化中显露于外的生理病理现象。藏象学说的特点是以五脏为中心，配合六腑，联系五体、五官、九窍等，联结成为一个"五脏系统"的整体。

中医在使用"五行"来说明藏象五脏功能时用的是比喻的方法。因为藏象系统是无形的，我们不能像描述一件器物一样向大家讲述它的形状、特点、功能。于是使用了比喻的方法，取大家熟悉的五种事物为比喻对象，借此向大家说明被比喻对象的形状、功能、特点。古人找到了金、木、水、火、土五种元素，借以比喻藏象五脏。

1. 肺为金，象征清洁、清肃、收敛。

一块金属禀性庄重，外表冰冷，有肃降的特性。金属坚硬沉重，说明它分子结构很紧密，所以有收敛的特性。藏象五脏中的肺有清肃之性，以降为顺，故肺属金。

2. 肾为水，象征寒凉、滋润、向下运行。

一条溪流顺势而下，滋养着周围土地上的万物。水性冰冷，故水为寒。投一块石子没入水中，再也看不见了。藏象五脏中的肾脏，就如同长江上的三峡水利枢纽工程，藏精、主水濡润的作用，故肾为水。

3. 肝为木，象征生长、生发、柔和、条达舒畅。

一棵大树枝叶繁茂，树干枝横交叉，有的笔直，有的弯曲，有的向上生长，有的向外生长。藏象五脏中的肝，禀性喜条达疏通，不喜欢被抑制，表现出疏通开泄的功能特点，故肝为木。

4. 心为火，象征温热、升腾、明亮。

一堆篝火很温暖，火焰永远是向上升跨，上面烧壶水，水汽蒸腾四溢，篝火周围有某种热烈的气氛。藏象五脏中心为阳，阳为热，温暖着全身各部位，它推动血液循行全身，故心为火。

5. 脾为土，象征生化、承载、受纳。

一方黄土禀性敦厚、朴实无华，它默默承载着万物，生化出各种食物供养着包括人在内的一切生物，可以说天下万物依土以存、赖土以活。藏象五脏中脾的作用是运化水谷并提取营养物质，供养全身，它是气、血生化之源，故脾为土。

这里以表格形式展示出五行与人体器官的相互关系。

五行与人体器官关系表

五行属性	五脏	特征
金	肺	肺主声，肺气宜清，如金属般铿锵有声
木	肝	肝的特性是怕郁结，要像树木般得到舒展
水	肾	生命的本源来自水，而肾属先天的本源
火	心	心推动气血，温暖全身
土	脾	脾主消化吸收，滋润身体，如大地孕育万物

五脏与"五色"

五色调五脏——红色养心

红色食品是指外表呈红色的果蔬和"红肉"类。红色果蔬包括红枣、西红柿、山楂、红辣椒、草莓、苹果等，红色果蔬含有糖分和多种维生素，尤其是富含维生素C。"红肉"指牛肉、猪肉、羊肉及其制品。现代医学发现，红色食物中富含番茄红素、胡萝卜素、氨基酸及铁、锌、钙等矿物质，能提高人体免疫力，有抗自由基、抑制癌细胞的作用。

按照中医五行学说，红色为火，为阳，故红色食物进入人体后可入心、入血，大多具有益气补血和促进血液、淋巴液生成的作用。研究表明，红色食物一般有极强的抗氧化性，富含番茄红素、丹宁酸等，可保护细胞，有抗炎作用。如枸杞子对老年人头晕耳鸣、精神恍惚、心悸、健忘、失眠、视力减退、贫血、须发早白、消渴等多有裨益。此外，红色食物还能为人体提供丰富的优质蛋白质和许多无机盐、维生素以及微量元素，能大大增强人的心脏和气血功能。因此，经常食用一些红色果蔬，对增强心脑血管活力、提高淋巴免疫功能有益处。

代表药材和食材：红枣、枸杞子、牛肉、猪肉、羊肉、红豆、草莓、西瓜等。

五色调五脏——绿色护肝

现代医学发现，绿色食物中富含膳食纤维，可以清理肠胃，改善消化系统，促进胃肠蠕动，有效减少直肠癌的发生。绿色药材和食物是人体的"清道夫"，其所含的各种维生素和矿物质，能帮助人体排出体内毒素，更好地保护肝脏，还可明目，有很好的食疗功效，如桑叶、菠菜等。

中医认为，绿色（含青色和蓝色）入肝，多食绿色食品具有疏肝强肝的功能，绿色食品是良好的人体"排毒剂"。另外，绿色食物还能起到调节脾胃消化吸收功能的作用。绿色蔬菜中含有丰富的叶酸成分，而叶酸已被证实可有效地消除血液中过多的同型半胱氨酸，从而保护心脏的健康。绿色食物还是钙元素的来源，对于一些正处在生长发育期或患有骨质疏松症的朋友，常食绿色蔬菜无疑也是补钙的一种途径。

代表药材和食材：桑叶、枸杞叶、夏枯草、苦瓜、菠菜、绿豆、芹菜、油菜等。

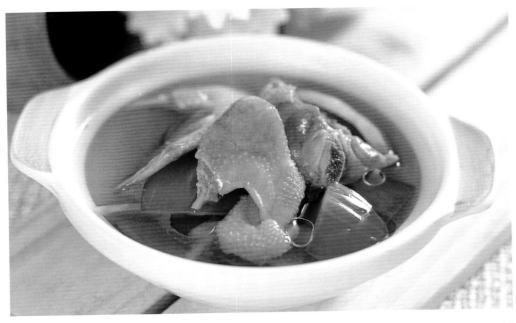

五色调五脏——黄色健脾

现代医学发现，黄色食物中富含维生素C，可以抗氧化、提高人体免疫力，也可保护皮肤健康。黄色蔬果中的维生素D可促进钙、磷的吸收，有效预防老年人骨质疏松症。黄色药材如黄芪是民间常用的补气食物，气虚体质的老年人适宜食用。

五行中黄色为土，因此，黄色食物摄入之后，其营养物质主要集中在中医所说的中土（脾胃）区域。以黄色为基础的食物，如南瓜、玉米、花生、黄豆、土豆、杏等，可提供优质蛋白、脂肪、维生素和微量元素等，常食对脾胃大有裨益。此外，在黄色食物中，维生素A、维生素D的含量均比较丰富。维生素A能保护肠道、呼吸道黏膜，可以减少胃炎、胃溃疡等疾病发生；维生素D有促进钙、磷元素吸收的作用，进而起到壮骨强筋之功效，青年朋友不妨多食用。

代表药材和食材：黄芪、玉米、黄豆、柠檬、木瓜、柑橘、香蕉、蛋黄等。

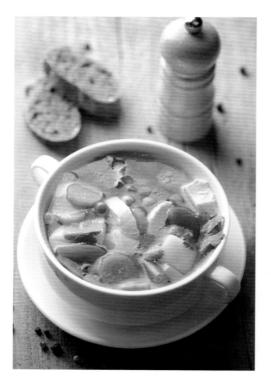

五色调五脏——白色润肺

现代医学发现，白色食物中的米、面富含碳水化合物，是人体维持正常生命活动不可或缺的能量之源。白色蔬果富含膳食纤维，能够滋润肺部，提高免疫力；白肉（鸡、鸭、鱼肉被称为白肉）富含优质蛋白；豆腐、牛奶富含钙质；白果有固肾、补肺之功，适宜肺虚咳嗽和肺气虚弱哮喘的人；百合有补肺润肺之功效，肺虚干咳久咳，或痰中带血的老年人，非常适宜食用。

白色在五行中属金，入肺，偏重于益气行气。据科学分析，大多数白色食物，如牛奶、大米、面粉和鸡类等，蛋白质成分都比较丰富，经常食用既能消除身体的疲劳，又可帮助疾病的康复。此外，白色食物还是属于一种安全性相对较高的营养食物。如白色肉类的脂肪含量要较红色肉类低得多，十分符合科学的饮食方式。特别是高血压、心脏病、高脂血症、脂肪肝等患者，食用白色食物会更好。

代表药材和食材：百合、白果、白萝卜、银耳、杏仁、莲子、豆腐、牛奶等。

五色调五脏——黑色固肾

现代医学发现，黑色食品含有多种氨基酸及丰富的微量元素、维生素和亚油酸等营养素，可以养血补肾，有效改善虚弱体质，同时还能提高机体的自愈能力。而其富含的黑色素类物质可清除体内自由基，富含的抗氧化成分能促进血液循环、延缓衰老，对老年人有很好的保健作用。

五行中黑色主水，入肾，因此，常食黑色食物更益补肾。研究发现，黑米、黑芝麻、黑豆、黑木耳、海带、紫菜等的营养保健和药用价值都很高，它们可明显减少动脉硬化、冠心病、脑卒中等疾病的发生率，对流感、气管炎、咳嗽、慢性肝炎、肾病、贫血、脱发、少白头等均有很好的疗效。

代表药材和食材：何首乌、黑枣、黑豆、黑木耳、黑芝麻、黑米、紫菜、乌鸡等。

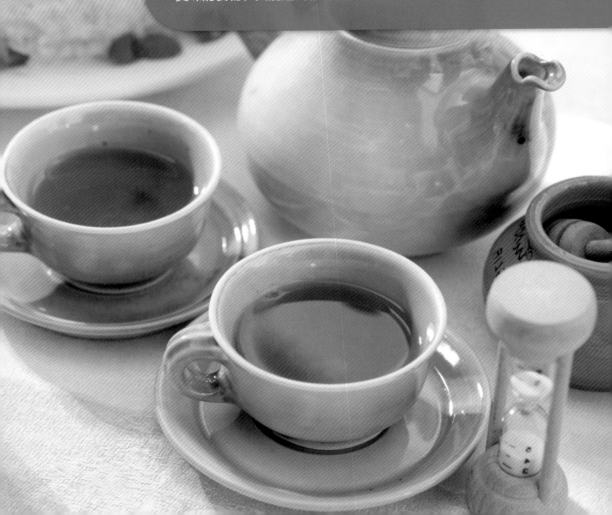

PART 1
心脏调养篇

《黄帝内经》中将人体的五脏六腑都称为"官"，心脏为"君主之官"，君主即国家的最高统治者，可见心脏的重要性；而在现代医学中，心脏是人体整个血液循环系统中的动力，其作用是推动血液流动，向人体其他器官、组织提供充足的血流量。这些都说明了心脏在人体的整个功能上的重要性。我们常说养生，而养生自然应先养"心"。用对食物疗养，既能让人享受到美味的食物，又能起到很好的养护和调理的功效。

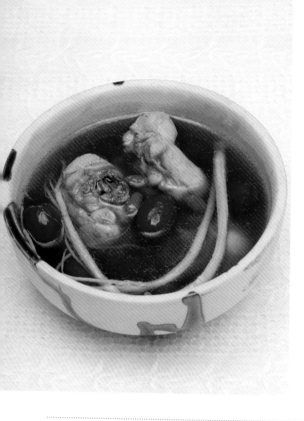

红枣枸杞子鸡汤

材料

红枣 30 克，枸杞子 20 克，党参 10 克，鸡 300 克，生姜、葱、香油、盐、胡椒粉、料酒各适量

做法

❶ 将鸡去内脏清理干净，洗净，汆水，剁成块状；红枣、枸杞子、党参洗净；生姜洗净切片；葱洗净切段。

❷ 将鸡块及红枣、枸杞子、党参入水炖煮，加入姜片、葱段、料酒煮约 10 分钟，转小火稍炖，撒上盐、胡椒粉，淋上香油即可。

养生功效

此汤可养心安神、补血养颜、补虚和胃，对胃虚食少、脾弱便溏、气血津液不足、心悸怔忡等症有食疗功效。适宜心神不宁者、肝肾阴虚者、血虚者、胃虚食少者、慢性肝炎患者等。

阿胶枸杞子炖甲鱼

材料

甲鱼 1 只，山药干 8 克，枸杞子 6 克，清鸡汤 700 毫升，阿胶 10 克，生姜片 5 克，料酒 5 毫升，盐适量

做法

❶ 甲鱼宰杀，洗净，切成中块；山药干、枸杞子用温水浸透，洗净。

❷ 将甲鱼、清鸡汤、山药干、枸杞子、生姜片、料酒置于炖盅，盖上盅盖，隔水炖。

❸ 待锅内水开后用中火炖 2 个小时，放入阿胶后再用小火炖半个小时，再调入盐即可。

养生功效

此汤有滋阴补血、益气补虚之功效。对心悸失眠、月经不调、高血压、冠心病等具有一定的食疗作用。

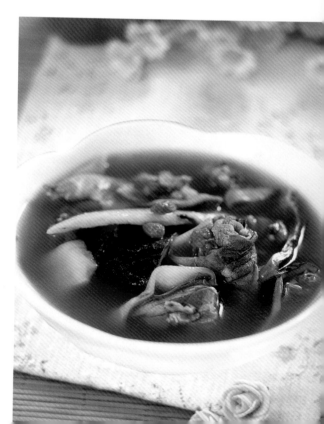

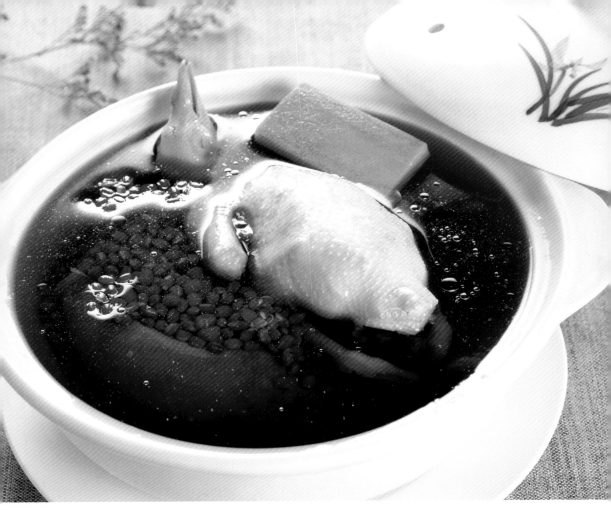

赤小豆煲乳鸽

材料

乳鸽1只，赤小豆100克，胡萝卜50克，盐3克，胡椒粉2克，生姜10克

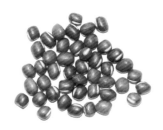

赤小豆：健脾益胃、利尿消肿

做法

1. 将胡萝卜去皮，洗净，切片；将乳鸽去内脏洗净，汆烫；将赤小豆洗净，泡发；将生姜去皮，洗净，切片。
2. 将锅放在火上，加适量清水，放入姜片、赤小豆、乳鸽、胡萝卜片，大火煮开后转小火煲约2个小时。
3. 起锅前调入盐、胡椒粉即可。

养生功效

　　本品可养血益气、利水除湿、消肿，对肾脏性水肿、心脏性水肿、营养不良性水肿有食疗作用。

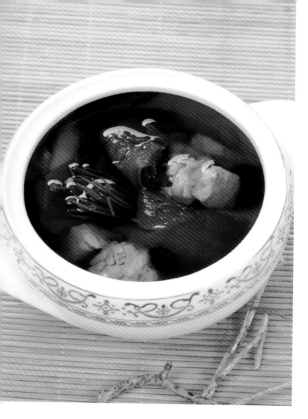

生地猪瘦肉汤

材料

猪瘦肉 300 克，生地 8 克，木棉花 10 克，盐 4 克

做法

❶ 猪瘦肉洗净，切块，氽水；生地洗净，切片；木棉花洗净。

❷ 锅置火上，加水煮沸，放入猪瘦肉、生地慢炖 1 个小时。

❸ 放入木棉花再炖半个小时，加入盐调味，即可盛出食用。

养生功效

　　此汤可滋阴润燥、凉血祛淤，对五心发热、赤白久痢、消渴赢瘦、热病伤津、便秘、燥咳、泄泻等症有食疗作用。适宜阴虚内热者、骨蒸消渴者、赤白久痢者食用。

三七薤白鸡肉汤

材料

鸡肉 350 克，枸杞子、红枣各 20 克，三七、薤白各少许，盐 5 克

做法

❶ 鸡肉洗净，氽水，备用；三七洗净，切片；薤白洗净，切碎，备用；枸杞子、红枣洗净，浸泡。

❷ 将鸡肉、三七、薤白、枸杞子、红枣放入锅中，加适量清水，用小火慢煲。

❸ 2 个小时后加入盐即可食用。

养生功效

　　此汤可活血化淤、散结止痛、疏肝理气。适宜需要活血止痛者、患有心血管疾病者食用。身体虚寒者、女性月经期间、感冒者慎食。

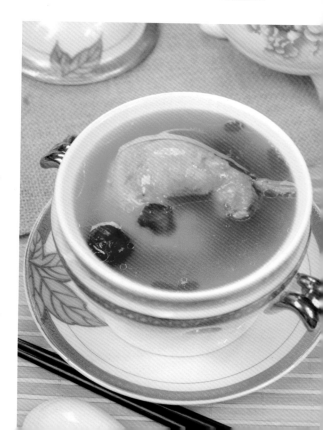

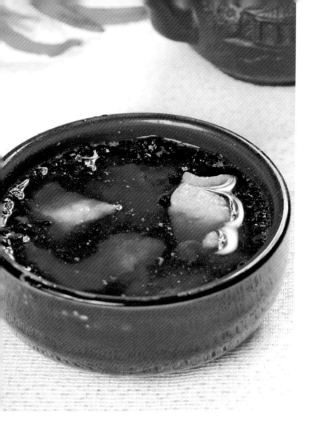

五味子炖肉

材料
五味子 5 克，黄芩 15 克，猪瘦肉 200 克，白果 30 克，盐适量

做法
❶ 将猪瘦肉洗净，切片，备用。
❷ 将五味子、白果、黄芩分别洗净，备用。
❸ 炖锅上火，加入适量清水，放入五味子、白果、黄芩与猪瘦肉，炖至肉熟，加入盐调味即可食用。

养生功效
　　本品可补肺益肾、止咳平喘、清热燥湿，对慢性腹泻、肺虚喘嗽、心肺气虚型肺源性心脏病有食疗作用。适宜盗汗者、心口烦渴者、尿频者、神经衰弱者、慢性腹泻者、肠炎者食用。高脂血症者应慎食。

猪肝炖五味子

材料
猪肝 180 克，五味子、五加皮各 5 克，红枣 10 克，生姜适量，盐 1 克

做法
❶ 猪肝洗净切片；五味子、五加皮洗净；姜去皮，洗净切片。
❷ 锅中注水烧沸，入猪肝汆去血沫，捞出沥干水分。
❸ 炖盅装水，放入猪肝、五味子、五加皮、红枣、姜片，炖 3 个小时，调入盐即可。

养生功效
　　此汤可补血养肝、明目、滋阴生津。对体虚乏力、神经衰弱、失眠健忘、急慢性肝炎、视力减退等有食疗作用。适宜气血虚弱者、面色萎黄者、缺铁者等食用。

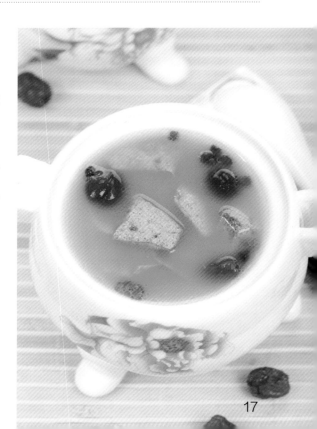

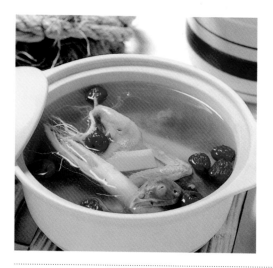

鲜人参乳鸽汤

材料

鲜人参9克，乳鸽1只，红枣15克，生姜5克，盐3克

做法

1. 乳鸽收拾干净；鲜人参洗净；红枣洗净，泡发去核；生姜洗净去皮，切片。
2. 乳鸽入沸水中氽去血水后，捞出备用。
3. 将乳鸽、人参、红枣、姜片一起放入汤煲中，再加水适量，以大火炖煮半个小时，加盐调味即可。

当归党参红枣鸡汤

材料

党参15克，当归12克，红枣20克，鸡腿1只，盐2克

做法

1. 鸡腿洗净剁块，放入沸水中氽烫，捞起冲净，备用；当归、党参、红枣洗净备用。
2. 鸡腿、党参、当归、红枣一起入锅，加适量水以大火煮开，转小火续煮半个小时。
3. 起锅前加盐调味即可。

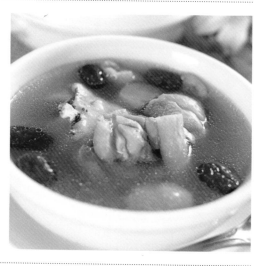

当归桂圆猪腰汤

材料

猪腰150克，桂圆肉30克，当归10克，生姜片适量，盐1克

做法

1. 猪腰洗净，切开，除去白色筋膜，入沸水中氽水去除血沫，捞出切块；当归、桂圆肉洗净。
2. 煲内注水适量，大火煲滚后加入除盐外的所有材料，改小火煲2个小时，加盐调味即可。

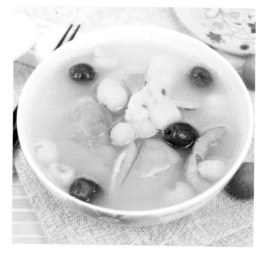

葡萄红枣汤

材料

红枣 15 克，葡萄干 30 克

做法

❶ 将葡萄干清洗干净，备用。

❷ 将准备好的红枣清洗干净，去掉核，放在碗中备用。

❸ 在锅中加适量的水，大火煮沸，先放入红枣煮 10 分钟，再下入葡萄干煮至红枣熟烂即可。

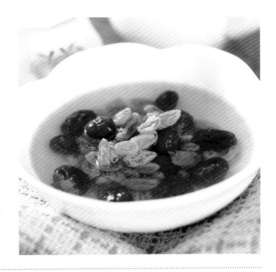

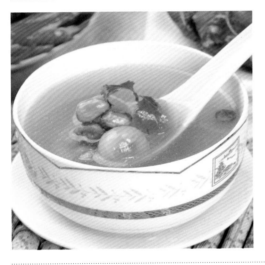

桂圆花生汤

材料

桂圆 25 克，花生仁 30 克，白糖适量

做法

❶ 将桂圆去壳，取肉备用。

❷ 花生仁洗净，再浸泡 20 分钟，滤水备用。

❸ 锅中加水，将桂圆肉和花生仁一起放入，煮半个小时后，加适量白糖调味即可。

桂圆山药红枣汤

材料

桂圆肉 60 克，山药 150 克，红枣 15 克，冰糖适量

做法

❶ 山药削皮洗净，切小块；红枣洗净。

❷ 汤锅内加适量水，煮开，加入山药块煮沸，再放入红枣。

❸ 待山药熟透、红枣松软，将桂圆肉撕散加入续煮；待桂圆肉之香甜味渗入汤中即可熄火，加冰糖调味即可。

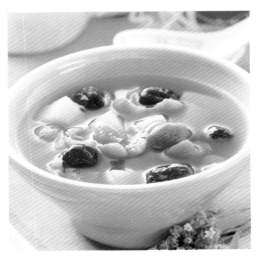

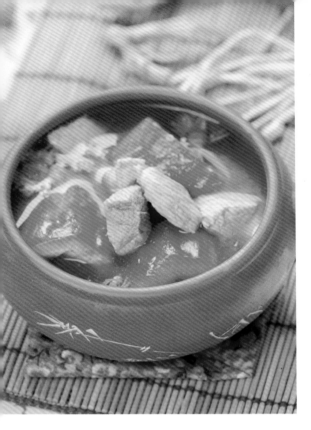

苦瓜菊花猪瘦肉汤

材料
猪瘦肉 400 克，苦瓜 200 克，菊花 20 克，盐、鸡精各 3 克

做法
1. 将猪瘦肉洗净，切块；将苦瓜洗净，去籽去瓤，切片；将菊花洗净，用水浸泡。
2. 将猪瘦肉放入沸水中汆一下，捞出备用。
3. 锅中注水，煮沸，放入猪瘦肉、苦瓜、菊花慢炖 1.5 个小时，加入盐、鸡精调味，出锅装入炖盅即可。

养生功效
此汤具有滋阴润燥、清心安神、清肝明目、补虚养血的功效，对痈肿、热病烦渴、痱子过多、眼结膜炎、小便短赤等病有食疗作用。

人参滋补汤

材料
人参 9 克，山鸡 250 克，盐、生姜片各 5 克

做法
1. 将山鸡洗净，斩成大小合适的块，汆水备用。
2. 将人参洗净备用。
3. 汤锅置火上，加适量水，放入山鸡块、人参、生姜片，加入盐调味，煲至熟即可。

养生功效
此汤可养心安神、温中补脾、益气养血、补肾益精、增强免疫力，对体虚欲脱、久病虚羸、心源性休克有食疗作用。适宜大病后体虚欲脱者、气血不足者、神疲无力者食用。

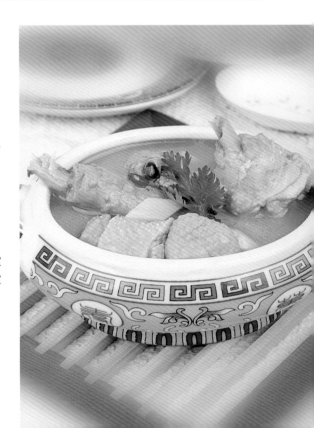

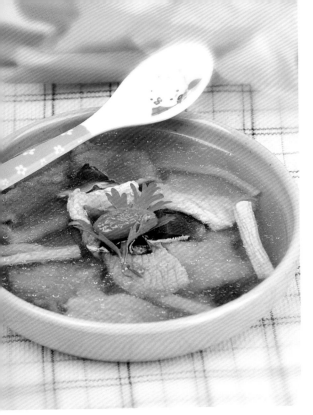

灵芝肉片汤

材料

猪瘦肉 150 克，党参 10 克，灵芝 12 克，香油 3 毫升，盐 4 克，葱花、枸杞子各 5 克，生姜片、食用油各适量

做法

❶ 将猪瘦肉洗净，切片；将党参、灵芝用温水略泡备用。

❷ 净锅上火倒油，将葱花、生姜片爆香，放入猪肉片煸炒，倒入水煮开。

❸ 放入党参、灵芝，调入盐煲至肉熟，淋入香油即可。

养生功效

此汤可养心安神、健脾养胃，对气血不足、劳倦乏力、消渴赢瘦、热病伤津、便秘、燥咳等症有食疗作用。

红枣莲藕猪蹄汤

材料

莲藕、猪蹄各 150 克，红枣、当归、黑豆、生姜片、葱花、清汤各适量，盐 4 克

做法

❶ 将莲藕洗净切成块；猪蹄洗净斩块。

❷ 黑豆、红枣洗净浸泡 20 分钟备用。

❸ 净锅上火倒入清汤，下入生姜片、当归，放入盐煮开，放入猪蹄块、莲藕块、黑豆、红枣煲至肉熟，撒上葱花即可。

养生功效

此汤可滋阴养血、活血通乳、补虚益气，对气血虚弱所致的缺乳、老年体弱所致的神经衰弱、失眠有食疗作用。

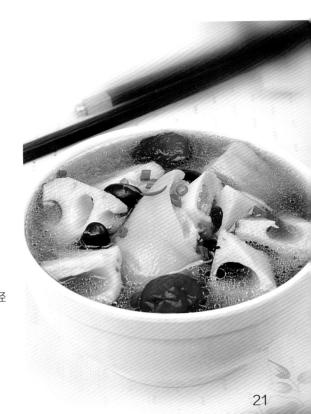

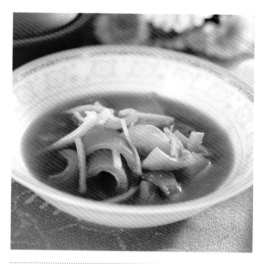

阿胶猪皮汤

材料

猪皮 500 克，阿胶 10 克，葱段 15 克，生姜丝 5 克，花椒水、料酒各 20 毫升，酱油 5 毫升，盐、蒜末各 3 克，香油 2 毫升

做法

❶ 阿胶和料酒一同放入碗中，上蒸笼蒸至阿胶融化；猪皮入锅煮透，用刀将猪皮里外刮洗干净，切条。

❷ 将除香油以外的所有材料放入锅中，加适量开水，小火熬半个小时后淋入香油即可。

益智仁鸭汤

材料

鸭肉 250 克，鸭肾 1 个，猪油 50 毫升，益智仁、葱各 5 克，白术 10 克，料酒 15 毫升，生姜、盐各适量

做法

❶ 鸭肉、鸭肾处理干净，切成块；生姜洗净拍松；葱洗净切段。锅内放猪油烧热，入鸭肉、鸭肾、葱段、生姜，爆炒 5 分钟。

❷ 倒入料酒，翻炒 5 分钟，锅内加水、益智仁、白术，小火炖 3 个小时，放盐调味即可。

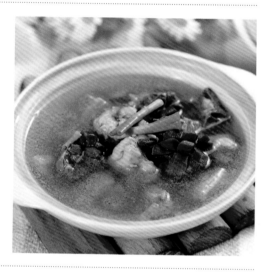

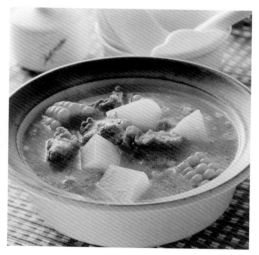

益智仁猪骨汤

材料

益智仁 5 克，猪尾骨 400 克，盐 3 克，白萝卜、玉米、葱花各适量

做法

❶ 益智仁洗净；猪尾骨洗净斩块，以滚水汆烫，捞出。

❷ 锅中加清水煮滚，下入益智仁、猪尾骨同煮约 15 分钟。

❸ 将白萝卜、玉米洗净，切块，放入锅中续煮至熟，加盐、葱花即可。

生地煲脊骨

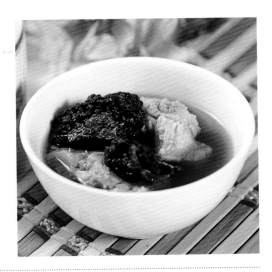

材料

猪脊骨 500 克，生地 15 克，生姜 8 克，盐 4
克，鸡精 1 克

做法

❶ 猪脊骨洗净，斩成小段；生地洗净；生姜
洗净，去皮，切成片。

❷ 将猪脊骨放入炒锅中炒至断生，捞出备用。

❸ 取一炖盅，放入猪脊骨、生地、生姜片和
适量清水，隔水炖 1 个小时，加盐、鸡精
调味即可。

莲子红枣花生汤

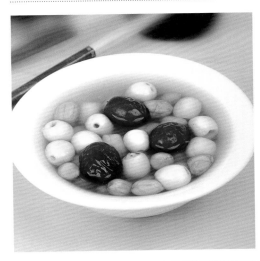

材料

莲子 15 克，红枣 15 克，花生仁 50 克，冰糖
5 克

做法

❶ 将莲子、花生仁分别清洗干净，用水浸泡；
红枣清洗干净，备用。

❷ 将锅清洗干净，放在火上，加入适量清水，
将莲子、花生仁、红枣放入锅中，大火煮沸，
撇去浮沫，转小火慢炖 10 分钟，调入冰糖
即可食用。

莲子猪心汤

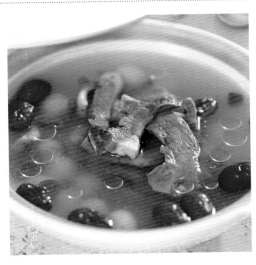

材料

莲子 20 克，红枣 15 克，枸杞子 15 克，猪心
1 个，盐适量

做法

❶ 将猪心洗净，入锅中加水煮熟捞出，用清
水冲洗干净，切成片。

❷ 将莲子、红枣、枸杞子洗净，泡发备用。

❸ 将锅放火上，加适量水，将莲子、红枣、
枸杞子、猪心片放入锅中，小火煲 2 个小时，
加盐调味即可食用。

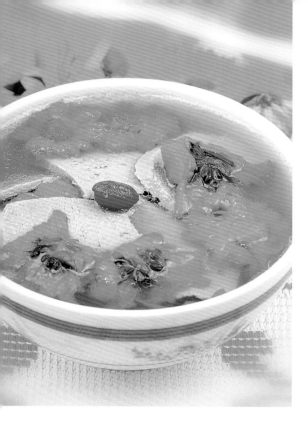

白芍猪肝汤

材料

猪肝 200 克，枸杞子 8 克，白芍、菊花各 15 克，盐 5 克

做法

❶ 将猪肝洗净切片氽水，捞起沥干；白芍、枸杞子、菊花均洗净备用。

❷ 净锅上火倒入清水煮开；下入白芍、菊花、猪肝煲至熟。

❸ 最后下入枸杞子，调入盐即可。

养生功效

　　本品有养心补血、理气止痛的功效，可缓解冠心病胸闷、胸痛等症状。适用于肝阳上亢引起的头晕、眩晕，阴血不足引起的月经不调、崩漏带下，也可用于营养不良、表虚自汗的调养。虚寒之证者不宜单独食用。

柏子仁大米羹

材料

柏子仁 15 克，大米 80 克，盐、芝麻、葱末各适量

做法

❶ 大米洗净，浸泡 1 个小时；柏子仁洗净。

❷ 锅置火上，加入适量清水，放入大米，以大火煮至米粒开花。

❸ 加入柏子仁，以小火煮至浓稠状，调入盐拌匀，最后撒上芝麻、葱末即可。

养生功效

　　本品可养心安神、润肠通便，对惊悸、失眠、遗精、盗汗、便秘等症有食疗作用。适宜惊悸恍惚者、心悸失眠者、大便燥结者、自汗盗汗者等食用。大便溏薄者、痰多者慎食。

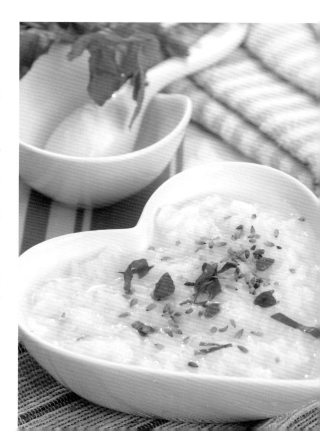

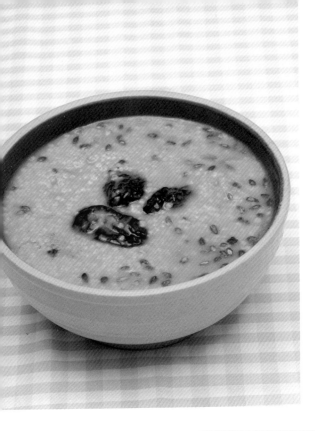

红枣柏子仁小米粥

材料

小米 100 克，红枣 25 克，柏子仁 15 克，白糖适量

做法

❶ 红枣、小米洗净，分别放入碗内，泡发；柏子仁洗净备用。

❷ 砂锅洗净，置于火上，将红枣、柏子仁放入砂锅内，加清水煮熟后转小火慢熬。

❸ 最后加入小米，共煮成粥，至黏稠时，加入白糖，搅拌均匀即可。

养生功效

本品可补血益气、养心安神，对失眠、多梦、神经衰弱等症有食疗作用。适宜脾胃虚弱者、消化不良者、惊悸恍惚者、心悸失眠者、大便燥结者、自汗盗汗者等食用。湿热内盛者、痰湿偏盛者、大便溏薄者、腹部胀满者慎食。

桂枝莲子粥

材料

桂枝 20 克，莲子 30 克，地龙 10 克，大米 100 克，白糖 5 克，葱花适量

做法

❶ 大米淘洗干净，用清水浸泡；桂枝洗净，切小段；莲子、地龙洗净备用。

❷ 锅置火上，注入清水，放入大米、莲子、地龙、桂枝熬煮至米熟。

❸ 放入白糖稍煮，调匀，撒上葱花即可。

养生功效

此粥具有温经通络、息风止痉的作用，适合风痰阻络的脑梗死患者，而冠心病以及心律失常的患者食用。同时还适宜外感风寒者、风湿痹痛者、胃寒腹痛者、闭经者、痛经者、肩臂肢节冷痛者食用。

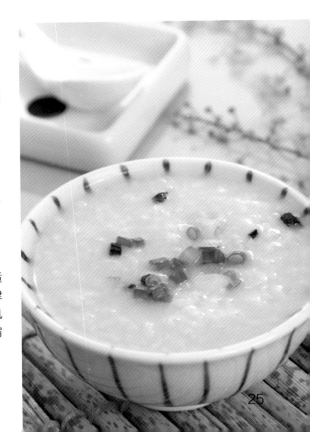

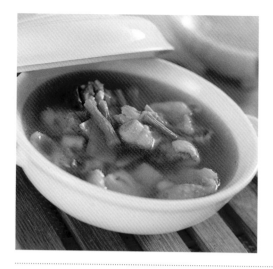

党参茯苓鸡汤

材料

鸡腿1只，党参15克，茯苓10克，红枣20克，盐4克

做法

❶ 鸡腿洗净剁块，放入沸水中汆烫，捞起冲净；党参、茯苓、红枣洗净。

❷ 将鸡腿、党参、茯苓、红枣一起放入锅中，加水以大火煮开，转小火续煮半个小时。

❸ 起锅前加盐调味即可。

丹参三七炖鸡

材料

乌鸡1只，丹参15克，三七10克，盐5克，生姜丝适量

做法

❶ 乌鸡洗净切块；丹参、三七洗净。

❷ 三七、丹参装入纱布袋中，扎紧袋口。

❸ 布袋与鸡同放入砂锅中，加适量清水，水煮开后加入生姜丝和盐，小火炖1个小时即可。

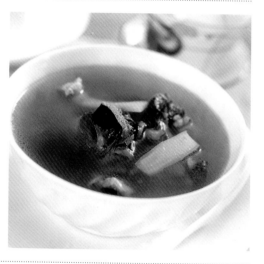

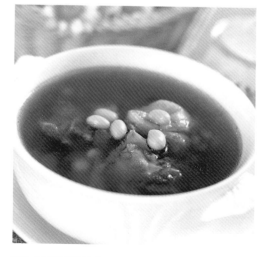

猪骨黄豆丹参汤

材料

猪骨1200克，黄豆250克，丹参15克，桂皮9克，盐4克，料酒、香菜末各适量

做法

❶ 将猪骨洗净，捣碎；黄豆去杂洗净；丹参、桂皮用干净纱布包好，扎紧袋口，备用。

❷ 砂锅内加适量清水，放入猪骨、黄豆、纱布袋，以大火煮沸，再改用小火煮约1个小时，拣出纱布袋，调入盐、料酒，撒上香菜末即可。

灵芝黄芪猪蹄汤

材料

猪蹄 600 克，灵芝、黄芪各 15 克，盐适量

做法

❶ 将猪蹄洗净，切块；灵芝洗净，切块；黄芪洗净备用。

❷ 将灵芝、黄芪、猪蹄同放入砂锅中。

❸ 注入适量清水，煮 40 分钟，再加入盐调味即可。

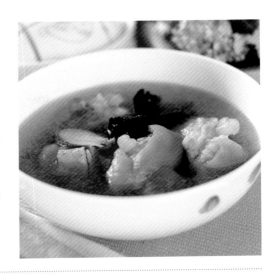

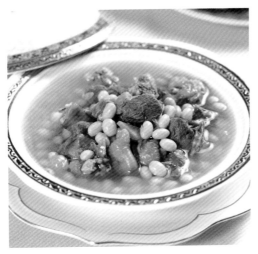

酸枣仁黄豆炖鸭

材料

鸭半只，黄豆 200 克，酸枣仁 15 克，夜交藤 10 克，生姜片 5 克，盐适量，高汤 750 毫升

做法

❶ 鸭收拾干净，斩块；黄豆、酸枣仁、夜交藤均洗净备用。

❷ 将鸭块与黄豆一起放入锅中氽水后捞出。

❸ 将高汤倒入锅中，放入鸭块、黄豆、酸枣仁、夜交藤、生姜片，炖 1 个小时，加盐调味即可。

酸枣仁莲子炖鸭

材料

鸭半只，莲子 100 克，酸枣仁 15 克，莲须 100 克，芡实 50 克，龙骨、牡蛎各 10 克，盐适量

做法

❶ 将酸枣仁、龙骨、牡蛎、莲须放入棉布袋中，将袋口扎紧；鸭肉入沸水氽烫，捞起，用清水冲净；莲子、芡实洗净，沥干。

❷ 将除盐外的其他材料放入汤锅，加水大火煮沸，转小火续煮 40 分钟，加盐调味即可。

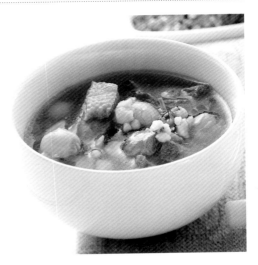

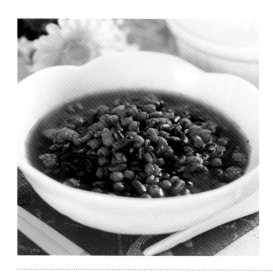

赤小豆薏米汤

材料

赤小豆 100 克，薏米 100 克，白糖 3 克

做法

❶ 赤小豆洗净，用清水浸泡 2 个小时。

❷ 薏米洗净，用清水泡发半个小时，捞出备用。

❸ 锅中加入清水适量，放入赤小豆、薏米，大火煮开，转小火焖煮 2 个小时，最后加入白糖调味即可。

石菖蒲猪心汤

材料

猪心 1 个，石菖蒲 15 克，丹参 10 克，远志 5 克，当归 3 克，红枣 15 克，盐、葱花各适量

做法

❶ 猪心洗净，汆去血水，煮熟，捞出切片。

❷ 将石菖蒲、丹参、远志、当归、红枣洗净，放入锅中加水熬煮成汤。

❸ 将切好的猪心放入已熬好的汤中煮沸，加盐、葱花即可。

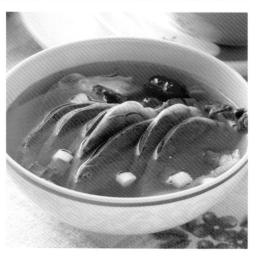

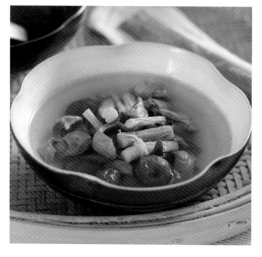

桂枝红枣猪心汤

材料

猪心半个，桂枝 5 克，党参 10 克，红枣 15 克，盐适量

做法

❶ 将猪心挤去血水，放入沸水中汆烫，捞出冲洗净，切片；桂枝、党参、红枣分别洗净放入锅中，加适量清水，以大火煮开，转小火续煮半个小时。

❷ 再转中火让汤汁沸腾，放入猪心片，待水再煮开，加盐调味即可。

双枣莲藕炖排骨

材料

莲藕 600 克，猪排骨 250 克，红枣 25 克，黑枣 20 克，盐 4 克

做法

❶ 猪排骨洗净斩块，汆烫，去浮沫，捞起冲净。

❷ 莲藕削皮，洗净，切成块；红枣、黑枣洗净去核。

❸ 将除盐外的其他材料放入锅中，加适量清水，煮沸后转小火炖约 1 个小时，加盐调味即可。

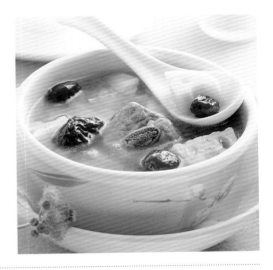

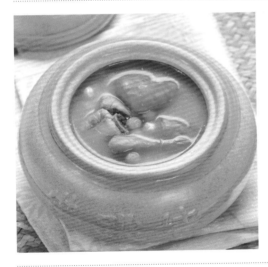

苦瓜黄豆排骨汤

材料

猪排骨 150 克，苦瓜、黄豆各适量，盐 3 克

做法

❶ 猪排骨洗净，剁块；苦瓜去皮洗净，切大块；黄豆洗净，浸泡 20 分钟。

❷ 热锅内放清水煮开，将猪排骨放入，煮尽血水，捞出冲净。

❸ 瓦煲注水烧开，放入猪排骨、黄豆，用大火煲沸，放入苦瓜，改小火煲煮 2 个小时，加盐调味即可。

玉竹炖猪心

材料

玉竹 50 克，猪心 500 克，生姜片、葱段、花椒、盐、白糖、香油各适量

做法

❶ 将玉竹洗净，切成段；猪心剖开，洗净血水，切块。

❷ 将玉竹、猪心、生姜片及洗净的葱段、花椒同置锅内煮 40 分钟。

❸ 于锅中放入盐、白糖和香油即可。

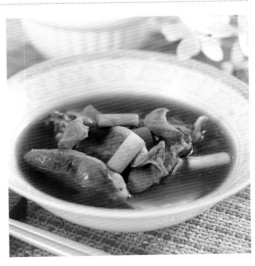

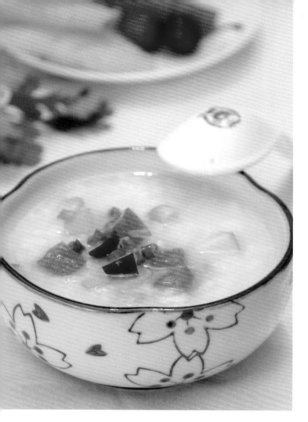

西瓜玉米粥

材料

西瓜、玉米粒、苹果各 20 克，牛奶 100 毫升，糯米 100 克，白糖 3 克，葱花适量

做法

❶ 糯米洗净，用清水浸泡半个小时，备用；西瓜切开，取果肉；苹果洗净，切小块；玉米粒洗净。

❷ 锅置火上，放入糯米，注入清水煮至八成熟。

❸ 放入西瓜、苹果、玉米粒煮至粥将成时，倒入牛奶稍煮，加白糖调匀，再撒上葱花便可。

养生功效

此粥具有补心润肺、生津解渴的作用。适宜阴虚久咳者、痰中带血者、虚烦惊悸者、失眠多梦者、精神恍惚者食用。支气管扩张、肺气肿、肺结核、咳嗽患者慎食。

莲子红米羹

材料

莲子 40 克，红米 80 克，红糖 10 克

做法

❶ 红米泡发洗干净；莲子去心洗干净。

❷ 锅置火上，倒入清水，放入红米、莲子煮至开花。

❸ 加入红糖同煮至浓稠状即可。

养生功效

莲子具有清心醒脾、补脾止泻、养心安神、明目、补中养神、固精、益肾涩精、止带、滋补元气的功效。

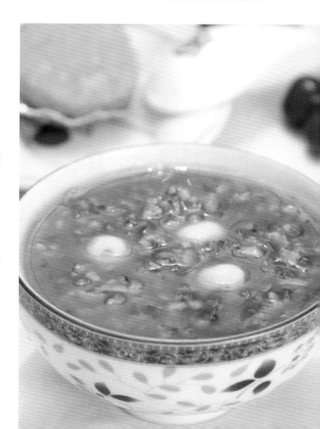

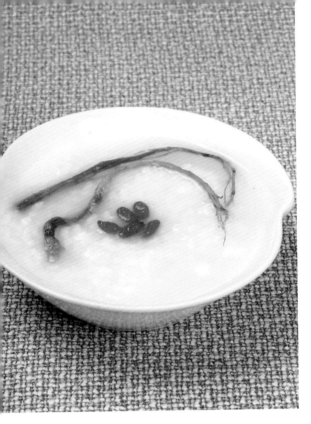

麦门冬大米羹

材料

西洋参 5 克，麦门冬 10 克，石斛 20 克，枸杞子 5 克，大米 70 克，冰糖 50 克

做法

❶ 西洋参洗净，磨成粉末状；麦门冬、石斛均洗净，入纱布袋包好；枸杞子洗净泡软。

❷ 大米洗净，倒入适量清水，与西洋参粉末、枸杞子、纱布袋一起放入锅中，以大火煮沸后，转小火续煮直到粥黏稠。

❸ 捞起纱布袋，加入冰糖调味即可。

养生功效

　　此品可养阴生津、润肺清心。适宜肺燥干咳、吐血、咯血、肺痿、肺痈、虚劳烦热、消渴、热病伤津、咽干口燥、便秘者食用。脾胃虚寒型泄泻、胃有痰饮湿浊及暴感风寒咳嗽者慎食。

酸枣仁大米羹

材料

酸枣仁 15 克，大米 100 克，白糖适量

做法

❶ 将酸枣仁、大米分别洗净，酸枣仁用刀切成碎末。

❷ 锅中倒入大米，加水煮至将熟时，加入酸枣仁末，搅拌均匀，再煮片刻。

❸ 起锅前，加入白糖调好味即可。

养生功效

　　本品具有养心安神、健脾消食等功效。适宜虚烦不眠、惊悸怔忡、烦渴、虚汗者食用。内有实邪及滑泄者慎食。

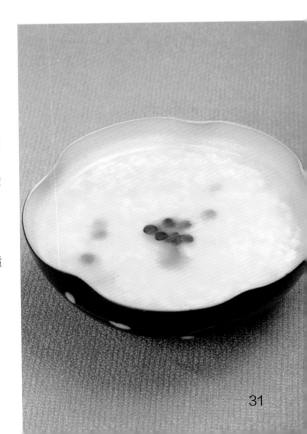

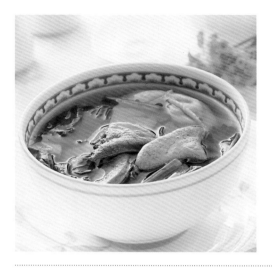

双仁菠菜猪肝汤

材料

酸枣仁、柏子仁各 10 克，猪肝 200 克，菠菜 2 棵，盐 5 克

做法

❶ 将猪肝洗净切片，汆烫，捞出；将菠菜去根，洗净，切段。

❷ 将酸枣仁、柏子仁装在纱布袋内，扎紧口；将纱布袋放入锅中加适量清水熬高汤，熬至约剩一半水时，将猪肝、菠菜放入，水煮开后加盐调味即成。

何首乌炒猪肝

材料

何首乌、当归各 10 克，猪肝 300 克，韭菜花 250 克，豆瓣酱、盐、食用油、淀粉各适量

做法

❶ 将猪肝洗净，汆烫，捞出切薄片；韭菜花洗净，切段；何首乌、当归洗净，加水煮 10 分钟，滤出药汁，与淀粉混合均匀。

❷ 锅内放食用油烧热，放入豆瓣酱与猪肝、韭菜花翻炒，放入药汁混合后的水淀粉炒至熟，加盐即可。

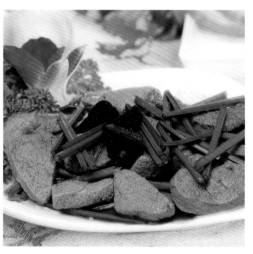

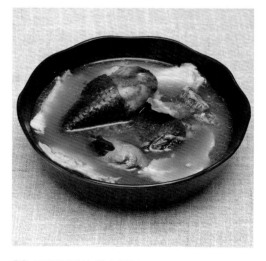

归芪补血乌鸡汤

材料

当归、黄芪各 15 克，乌鸡 1 只，盐适量

做法

❶ 将乌鸡洗净剁块，放入沸水中汆烫，去血水。

❷ 当归、黄芪分别洗净备用。

❸ 乌鸡和当归、黄芪一同放入锅中，加适量清水，大火煮开，转小火续炖 25 分钟，煮至乌鸡肉熟烂，以盐调味即可。

海带豆腐汤

材料

女贞子 15 克，海带结 20 克，豆腐 150 克，
生姜丝、盐各少许

做法

① 海带结洗净，泡水；豆腐洗净，切丁；女
贞子洗净备用。

② 锅置火上，加入适量清水，水煮沸后，先
放入女贞子煮 10 分钟。

③ 再放入海带结、豆腐和生姜丝煮 10 分钟，
煮熟后放入盐调味即可。

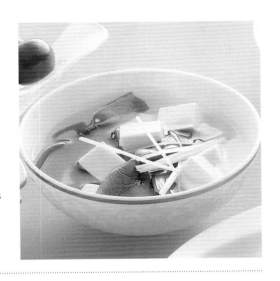

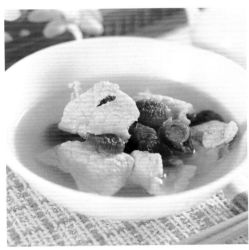

山楂猪瘦肉汤

材料

山楂 15 克，猪瘦肉 200 克，食用油 30 毫升，
姜 5 克，葱 10 克，鸡汤 1000 毫升，盐适量

做法

① 把山楂洗净备用。

② 将猪瘦肉洗净，去血水，切片；姜拍松；
葱切段。

③ 锅置火上，加食用油烧热，放入姜、葱段
爆香，倒入鸡汤，放入猪瘦肉片、山楂、盐，
小火炖 50 分钟即成。

薏米南瓜浓汤

材料

薏米 35 克，南瓜 150 克，洋葱 60 克，奶油
5 毫升，盐 3 克，奶精适量

做法

① 薏米洗净，放入果汁机中打成薏米泥。

② 南瓜、洋葱洗净切丁，放入果汁机中打成泥。

③ 锅烧热，将奶油放入融化，将南瓜泥、洋
葱泥、薏米泥倒入锅中煮滚，煮至呈浓汤
状后加盐调味，再淋入奶精即可。

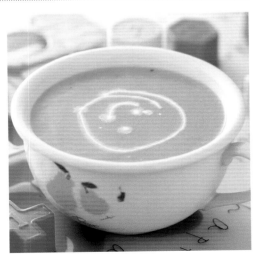

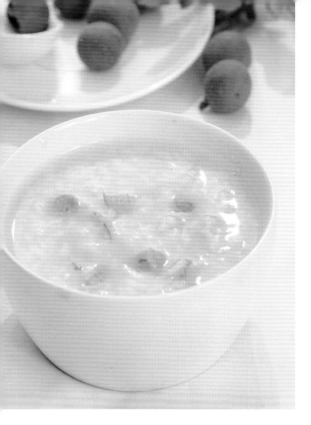

板栗桂圆粥

材料
桂圆肉、玉竹各20克，大米90克，板栗20克，白糖适量

做法
❶ 板栗去壳、去皮洗净，切碎；桂圆肉、玉竹洗净；大米泡发洗净。

❷ 锅置火上，注入清水，放入大米，用大火煮至米粒开花。

❸ 放入板栗肉、桂圆肉、玉竹，用中火煮至熟后，放入白糖调味即可。

养生功效
此粥具有补益肾气、补益心脾、养血安神、润肤美容等功效。适宜思虑伤脾、头昏、失眠、心悸怔忡、虚羸、病后或产后体虚者食用。桂圆肉易生内热，少年及体壮者少食为宜。

桂圆莲芡粥

材料
桂圆肉、莲子、芡实各适量，大米100克，盐2克，葱少许

做法
❶ 大米洗净泡发；芡实、桂圆肉洗净；莲子洗净，挑去莲芯；葱洗净，切花。

❷ 锅置火上，注清水后，放入大米、芡实、莲子，用大火煮至米粒开花。

❸ 再放入桂圆肉，改用小火煮至粥成，放入盐调味，撒上葱花即可。

养生功效
本品具有滋补肝肾、养心安神、健脾养血、乌发的功效。可用于心脾虚损、气血不足所致的失眠、健忘、惊悸、眩晕等症。桂圆易生内热，少年及体壮者少食为宜。

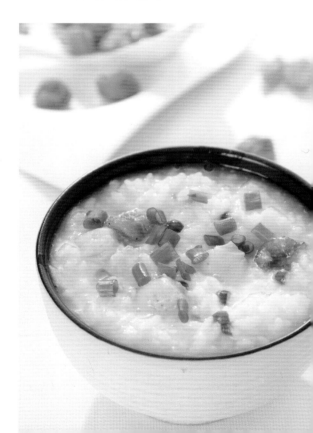

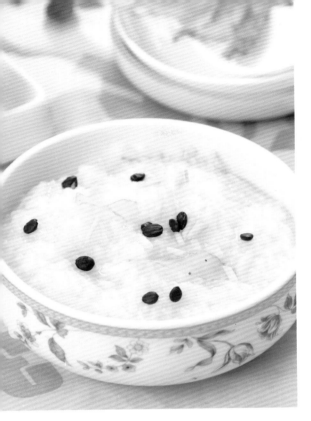

酸枣玉竹糯米粥

材料

酸枣仁、玉竹、灯心草各适量，糯米 100 克，盐 2 克

做法

❶ 糯米洗净，浸泡半个小时后，捞出沥干水分备用；酸枣仁洗净，备用；玉竹、灯心草均洗净，切段，备用。

❷ 锅置火上，倒入清水，放入糯米，以大火煮开。

❸ 加入酸枣仁、玉竹、灯心草同煮片刻，再以小火煮至粥呈浓稠状，调入盐拌匀即可。

养生功效

此粥具有清心降火、生津益胃的功效。适宜虚烦不眠、惊悸怔忡、体虚自汗、盗汗、常常腹泻者食用。内有实邪及滑泄者慎食。

莲花菠萝蜜汁

材料

莲花 3 朵，菠萝块、蜂蜜各适量

做法

❶ 莲花用沸水冲洗一遍，备用；菠萝块洗净。

❷ 莲花、菠萝块放入榨汁机中榨成汁，倒入杯中。

❸ 加入适量蜂蜜拌匀即可饮用。

养生功效

莲花可清心解暑、散淤止血、祛湿，主治暑热烦渴、小儿惊痫、妇人血逆昏迷、跌仆损伤、呕吐、月经不调、崩漏、湿疮疥癣等症。蜂蜜可补虚润燥、润肠通便。此果汁具有清热解毒、清心安神、滋阴润肺的功效。适宜失眠多梦、心烦易怒、神经衰弱、便秘等患者饮用。糖尿病、腹泻患者不宜饮用此果汁。

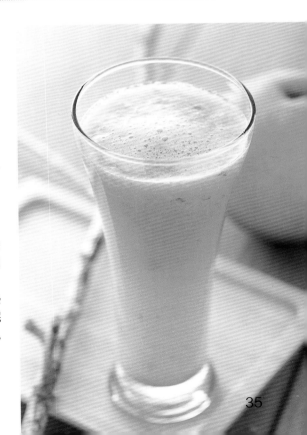

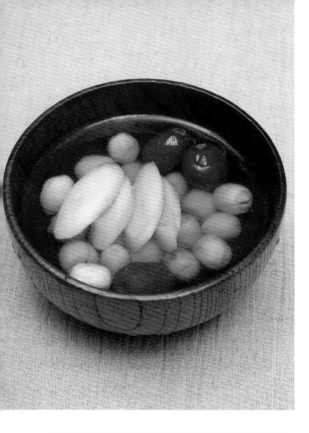

参片莲子汤

材料

人参片 10 克，红枣 10 克，莲子 40 克，冰糖 10 克

做法

❶ 将红枣泡发，洗净；莲子泡发，洗净；人参片洗净，备用。

❷ 莲子、红枣、人参片放入炖盅，加水至没过材料，移入蒸笼，转中火隔水蒸煮 1 个小时。

❸ 加入冰糖续蒸 20 分钟，取出即可食用。

养生功效

　　本品具有益气补虚、养心安神、健脾益肺等功效。适宜气虚所致的身倦乏力、食欲不振、心悸气短、失眠健忘者食用。感冒发热患者及实证、热证者慎食。

百合汁

材料

鲜百合 100 克，椰奶 30 毫升，生姜片 15 克，冰糖、冰块各适量

做法

❶ 将鲜百合洗净，用沸水煮熟后，以冷水浸泡片刻，沥干备用。

❷ 将鲜百合、生姜片、椰奶与冰糖倒入榨汁机中，加 350 毫升冷开水搅打成汁。

❸ 将榨出的汁倒入杯中，加入适量冰块即可。

养生功效

　　此品可润肺止咳、宁心安眠，有缓解神经衰弱的功效，还能改善睡眠状况。适宜病后虚弱者、神经衰弱者、睡眠障碍者饮用。风寒咳嗽者、中寒便溏者、脾胃虚寒者、大便滑泄者不宜饮用。

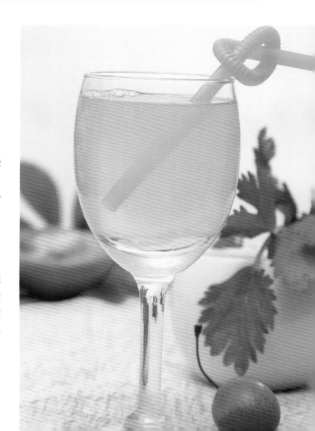

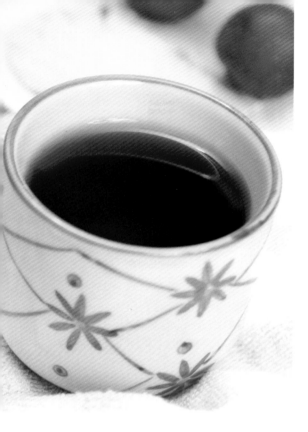

黄芪红茶

材料

黄芪 15 克，红茶 1 包

做法

① 将黄芪洗净备用。

② 将黄芪放入锅中，加入适量清水，煮至水沸腾后再煮 5 分钟。

③ 加入红茶，煮 5 分钟左右，待温即可饮用。

养生功效

本品可补中益气、敛汗生津。对冠心病伴脾胃气虚、食欲不振、乏力多汗、喘息气促有食疗作用。适宜气虚乏力、中气下陷、久泻脱肛、便血崩漏、表虚自汗、痈疽难溃、久溃不敛、血虚萎黄、内热消渴、慢性肾炎、蛋白尿、糖尿病者饮用。

西瓜牛奶

材料

蜂蜜 30 克，西瓜 80 克，牛奶 150 毫升，矿泉水适量

做法

① 将西瓜去皮，取果肉，去籽，切小块，放入榨汁机内。

② 将牛奶放入榨汁机中，加入矿泉水、蜂蜜。

③ 搅打均匀即可。

养生功效

西瓜性寒，味甘甜，有清热解暑、生津止渴、利尿除烦的功效，有助于治疗胸膈气滞、满闷不舒、小便不利、口鼻生疮、暑热、中暑、酒毒等症。本品具有养心安神、清热利尿、美白护肤的功效，适宜暑热烦渴、热盛伤津、小便不利者饮用。

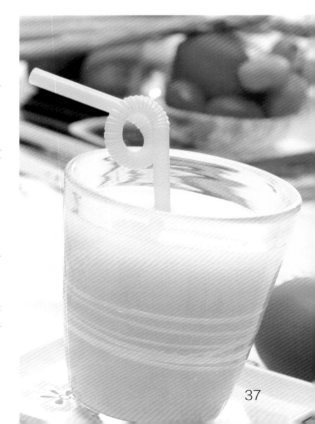

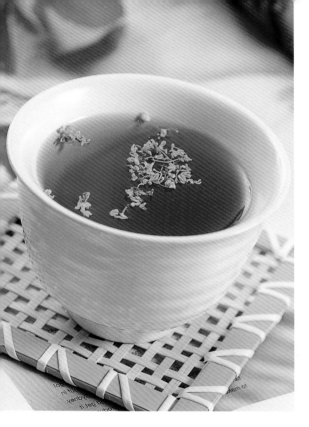

双连桂花饮

材料

莲子 100 克，黄连 5 克，桂花 25 克，冰糖末适量

做法

1. 将黄连、桂花洗净，装入纱布袋，扎紧袋口；莲子洗净，去芯，备用。
2. 锅中放入莲子、纱布袋，加入适量清水，以大火煮开，再改用小火煎煮 50 分钟。
3. 加入冰糖末拌匀，关火，放冷后去渣取汁即可。

养生功效

　　本品可醒脾提神、清热燥湿、清心安神，对心神不宁、心烦失眠、口渴烦躁、口舌生疮等症有食疗作用。

苦瓜汁

材料

葛根粉 30 克，牛蒡 10 克，苦瓜 1 个，冰糖适量

做法

1. 将苦瓜洗净，去皮和籽，切成块；将牛蒡洗净，去皮切段；将葛根粉用一小勺凉开水搅拌匀待用。
2. 将搅拌好的葛根粉和牛蒡段、苦瓜块一同倒入榨汁机内打碎成汁。
3. 滤渣取汁，倒入碗里放入冰糖搅拌至溶化，即可食用。

养生功效

　　本品能清心泻火、解毒透疹，对小儿夏季热、痱子、痤疮等症有食疗作用。适宜中暑、暑热烦渴、暑疖、痱子过多、疮肿、结膜炎、目赤肿痛、痈肿丹毒、烧烫伤、少尿者饮用。

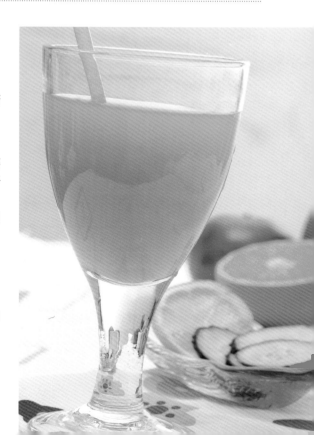

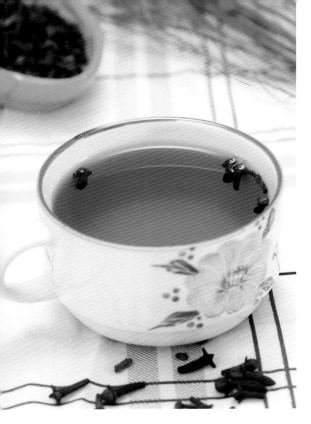

丁香绿茶

材料

丁香适量，绿茶适量

做法

❶ 将少许丁香、绿茶洗净放入杯中。

❷ 用开水冲泡，然后倒出茶水留茶渣。

❸ 再放入开水冲泡一次，2 分钟后即可饮用。

养生功效

　　本品具有温中降逆、补肾助阳、消炎止痛的功效。此外，本品还可用来治疗胃寒呕吐、食欲不振、食后腹胀以及肝气郁结、胸胁疼痛等症。适宜反胃、泻痢、心腹冷痛、疝气、癣疾者饮用。热病及阴虚内热者不宜饮用。

决明子苦丁茶

材料

炒决明子、牛膝、苦丁茶各 5 克，砂糖适量

做法

❶ 将炒决明子、牛膝、苦丁茶洗净，放入杯中。

❷ 加入沸水冲泡 10 分钟。

❸ 加入砂糖调味即可。

养生功效

　　本品可清热泻火、降压降脂，可预防高血压、高脂血症、脑血管硬化、冠心病。适宜肝火旺盛引起的目赤肿痛、头痛头晕、小便短赤涩痛、大便干燥秘结者饮用。脾胃虚寒、脾虚泄泻及低血压者不宜饮用。

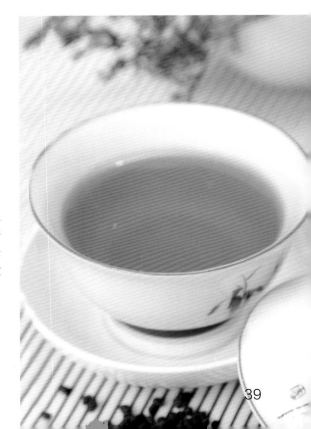

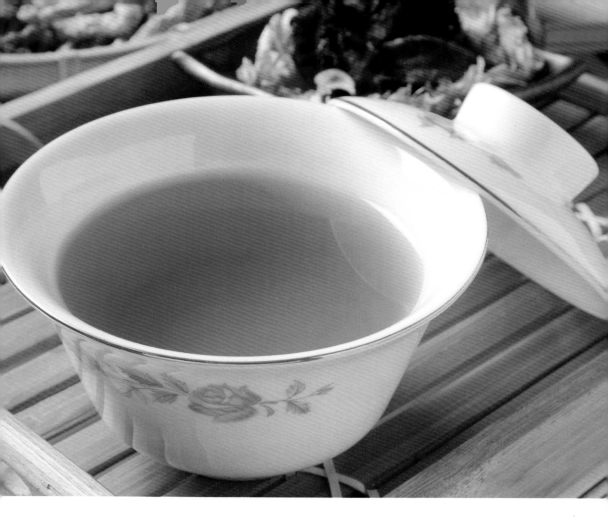

当归苦参饮

材料

当归5克，苦参5克，蜂蜜适量

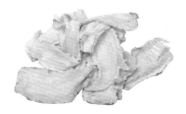

当归： 养血、安神、补气

做法

1 将当归、苦参用清水洗净，晾干，备用。
2 将当归、苦参一起放入锅中，加入适量清水煎煮，用纱布隔离药渣，去渣取汁。
3 最后倒入杯中，待汤汁温后，加入蜂蜜调匀即可。

养生功效

　　本品可清热燥湿、活血养血，对血燥、湿热引起的头面生疮、粉刺湿疹、酒糟鼻有食疗作用。适宜血燥湿热者、湿疹患者、面部粉刺患者、皮肤瘙痒患者饮用。过敏体质者、儿童或年老体弱者、脾胃虚寒者、湿阻中满者、大便溏泄者、孕妇不宜饮用。

黄花菜菠菜汁

材料

葱白 60 克，蜂蜜 30 克，黄花菜、菠菜各 60 克，凉开水 80 毫升，冰块 70 克

做法

❶ 黄花菜洗净；葱白、菠菜洗净，切小段。

❷ 将黄花菜、菠菜、葱白放入榨汁机中榨成汁。

❸ 再将汁倒入搅拌机中加蜂蜜、凉开水、冰块高速搅打 30 秒即可。

养生功效

　　本品具有行气解郁、养心安神等功效，适合终日郁郁寡欢、心神不宁者饮用，同时适宜头晕、耳鸣、心悸、腰痛、吐血、衄血、便血、水肿、淋病、咽痛、乳痈患者饮用。

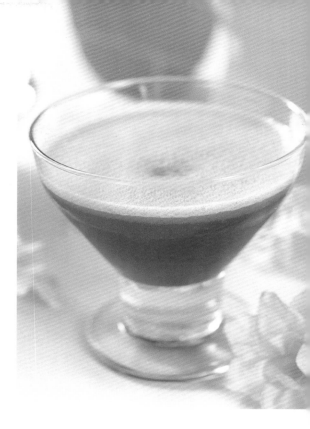

五味子旱莲草茶

材料

五味子、旱莲草各 10 克，刘寄奴、干枣片各 5 克，白糖适量

做法

❶ 将五味子、旱莲草、刘寄奴、干枣片洗净备用。

❷ 将五味子、旱莲草、刘寄奴、干枣片放入杯中，加入沸水后盖上杯盖。

❸ 15 分钟后即可加白糖饮用。

养生功效

　　此茶可滋阴生津、破淤散结。用于心血淤滞，心口常有隐痛或刺痛者。适宜肺虚喘咳、口干作渴、自汗盗汗、劳伤羸瘦、梦遗滑精、久泻久痢者饮用。外有表邪、内有实热、咳嗽初起、痧疹初发者不宜饮用。

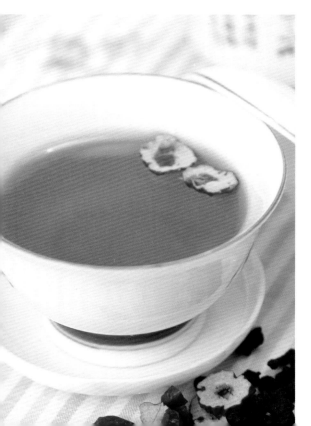

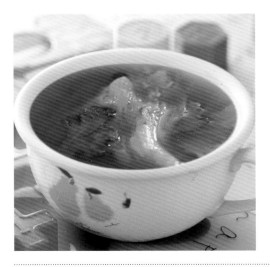

天麻川芎枣仁茶

材料

天麻 6 克，川芎 5 克，枣仁 10 克

做法

❶ 将天麻洗净，用淘米水泡软后切片。

❷ 将川芎、枣仁洗净。

❸ 将川芎、枣仁、天麻一起放入碗中，冲入开水，加盖 10 分钟后即可饮用。

苦参茶

材料

苦参、茶叶各 10 克

做法

❶ 苦参、茶叶洗净，晾干，分别研成粗末；放入热水瓶中，冲入半瓶沸水，旋紧瓶塞。

❷ 静置 10 ～ 20 分钟后，打开瓶塞。

❸ 用纱布隔住瓶口以过滤，将茶汁倒入杯中即可。

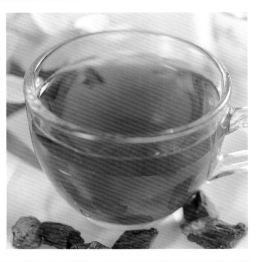

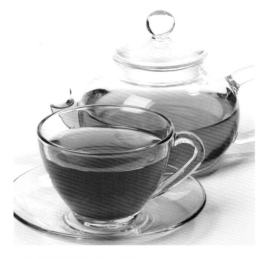

黄连甘草汁

材料

黄连、甘草各 5 克，白糖适量

做法

❶ 将黄连、甘草分别用清水洗净。

❷ 将洗净的黄连、甘草一起放入炖盅内，锅内注入适量清水，隔水蒸煮 5 分钟。

❸ 最后加入白糖略蒸一下，冷却后倒入茶杯中即可饮用。

百合茶

材料

干红百合 15 克，热水适量，冰糖少许

做法

❶ 将干红百合洗净，放入杯中备用。

❷ 倒入适量开水冲泡，加入少许冰糖。

❸ 闷泡 3 ~ 5 分钟，待冰糖溶化、干红百合完全泡开即可饮用。

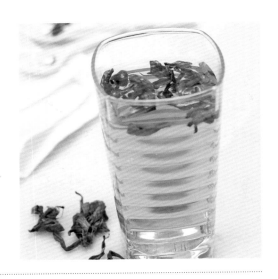

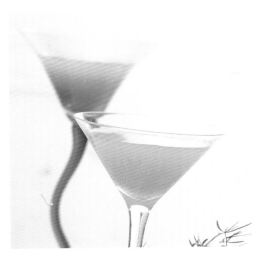

莲藕胡萝卜汁

材料

蜂蜜 15 克，莲藕 80 克，生姜 2 克，胡萝卜 120 克，冰水 300 毫升

做法

❶ 将莲藕和胡萝卜洗净，去皮，分别切成适当大小的块；生姜洗净，切块。

❷ 将莲藕块、胡萝卜块、生姜块、蜂蜜、冰水放入榨汁机中一起搅打成汁即可饮用。

天门冬茶

材料

天门冬 30 克，甘草 5 克，冰糖适量

做法

❶ 将天门冬和甘草清洗干净，放入杯中备用。

❷ 倒入适量开水冲泡，加入冰糖。

❸ 闷泡 10 分钟，完全泡开即可饮用。

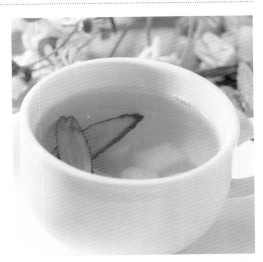

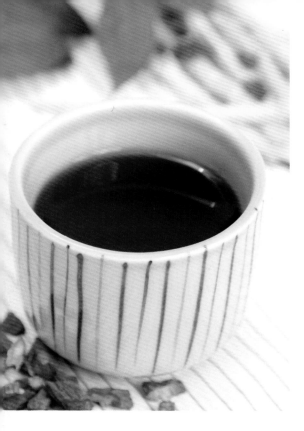

北沙参茶

材料

北沙参 20 克，丹参、何首乌各 10 克，白糖少许

做法

❶ 将北沙参、丹参、何首乌洗净放入砂锅中，加清水 1000 毫升。

❷ 煎煮 15 分钟，取汁倒入茶杯。

❸ 加入白糖，搅匀待温饮用。每天 1 剂，分 2 次饮服。

养生功效

　　这道茶饮具有益气生津、滋阴凉血、养心安神的功效。适宜肺热燥咳、劳嗽痰血、热病伤津口渴者饮用。风寒咳嗽者不宜饮用。

灵芝蜂蜜茶

材料

灵芝 5 克，蜂蜜少许

做法

❶ 将灵芝清洗干净，加 600 毫升清水，煮至沸腾。

❷ 待沸腾后转小火再煮 10 分钟，取汁倒入茶杯中。

❸ 待茶稍温，加入蜂蜜调匀即可饮用。

养生功效

　　本品具有调和阴阳、益气补虚、养心安神等功效。适宜虚劳体弱、神疲乏力、心悸失眠、头晕目眩、久咳气喘、食少纳呆者饮用。手术前、后一周内的患者，或大出血的患者不宜饮用。

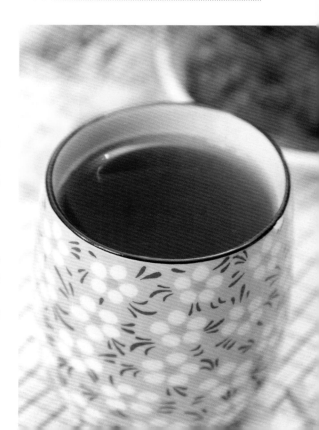

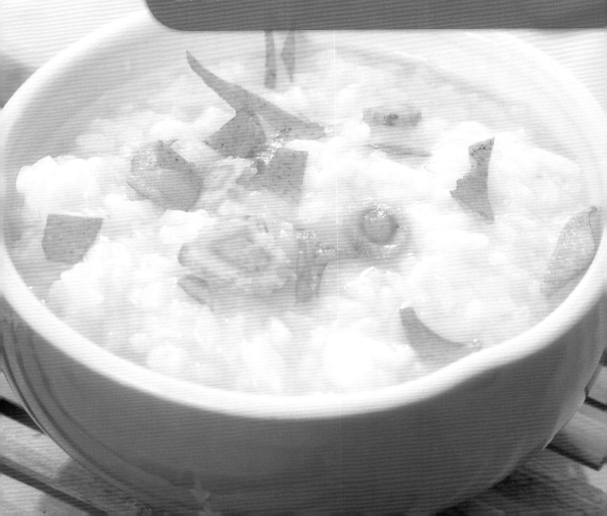

PART 2

肝脏调养篇

《黄帝内经》中记载："肝者，将军之官，谋虑出焉。"认为肝是将军之官，具有运筹帷幄的功能，就是指肝具有藏血功能。而"谋虑出焉"，指的是把肝气养足了才能木生火，火为心；木旺则火旺，才能"神明出焉"。而在现代医学中，肝是人体内最大的解毒器官，人体内产生的毒物和废物、吃进去的毒物、有损肝脏的药物等必须依靠肝脏解毒。合理运用食物养护肝脏，能很好地调理身体，起到养生和防病治病的功效。

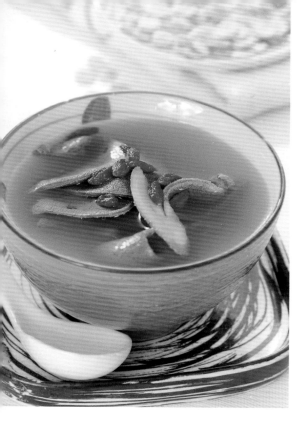

参芪枸杞子猪肝汤

材料
猪肝 300 克，党参 10 克，黄芪 15 克，枸杞子 10 克，盐 2 克

做法
1. 将猪肝洗净，切片。
2. 将党参、黄芪洗净，放入锅中，加适量清水以大火煮开，转小火熬高汤。
3. 熬约 20 分钟，转中火，放入枸杞子煮约 3 分钟，放入猪肝片，待水沸腾，加盐调味即可。

养生功效
　　此汤可补气养血、养肝明目。对肝肾不足、两目昏花、白内障等症有食疗作用。适宜气血亏虚者、病后或产后体虚者、产后缺乳者、肝肾不足型两目昏花者、白内障患者、血虚头晕者、食欲不振者、乏力困倦者食用。

女贞子鸭汤

材料
水鸭 1 只，枸杞子 30 克，熟地黄、山药各 100 克，女贞子 15 克，盐适量

做法
1. 山药去皮，洗净，切块；将水鸭宰杀，去毛及内脏，切块。
2. 将枸杞子、熟地黄、山药、女贞子洗净，与鸭肉、山药同放入锅中，加适量清水，煮至鸭肉熟烂，加入盐调味即可。

养生功效
　　此汤可滋补肝肾、滋阴益气。对盗汗、夜尿频多、心烦心悸、肾阴亏虚型糖尿病等症有食疗作用。适宜肝肾阴虚引起的腰膝酸软、五心烦热、盗汗、头晕耳鸣、阳痿早泄、夜尿频多者，以及更年期女性和糖尿病患者食用。

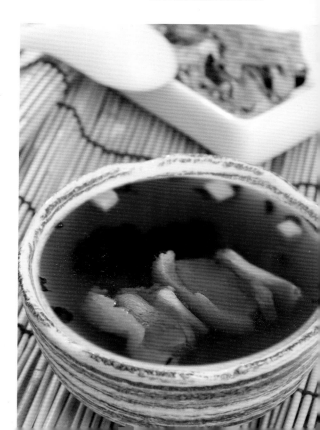

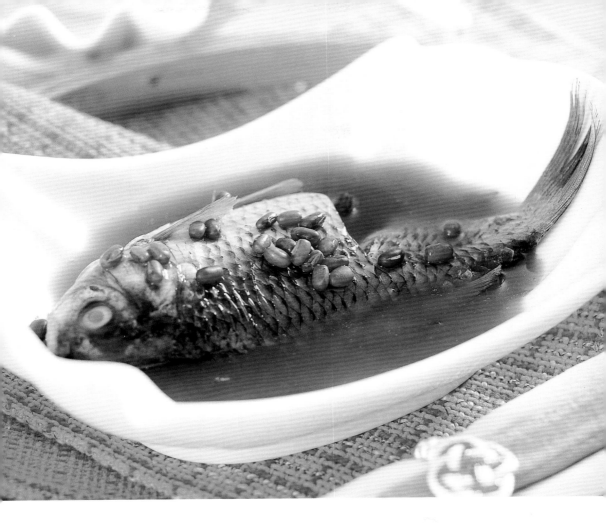

白芍红豆鲫鱼汤

材料

鲫鱼1条（约350克），红豆500克，白芍10克，盐适量

做法

❶ 将鲫鱼收拾干净；红豆洗净，放入清水中泡发。

❷ 白芍用清水洗净，放入锅内，加水煎煮10分钟，取汁备用。

❸ 另起锅，放入鲫鱼、红豆及白芍药汁，加适量清水炖煮，炖至鱼熟豆烂，加盐调味即可。

养生功效

此汤可疏肝止痛、利水消肿，对病毒性肝炎、肝硬化、肝腹水、下肢或全身浮肿、小便不畅等症有食疗作用。

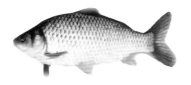

鲫鱼： 和中补虚、补脾开胃

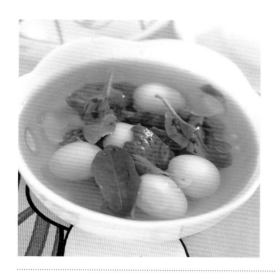

枸杞叶鸡肝汤

材料

鸡肝 150 克，枸杞叶 10 克，鹌鹑蛋 150 克，盐 5 克，生姜片 5 克

做法

❶ 鸡肝洗净，切成片；枸杞叶洗净。

❷ 鹌鹑蛋入锅中煮熟后，取出，剥去蛋壳；生姜去皮，洗净，切片。

❸ 将鹌鹑蛋、鸡肝、枸杞叶、生姜片一起加清水煮 5 分钟，调入盐煮至入味即可。

归芪猪瘦肉汤

材料

当归、黄芪各 20 克，白芍 10 克，猪瘦肉 60 克，盐适量

做法

❶ 将当归、黄芪、白芍分别用清水洗净，备用；将猪瘦肉洗净，切块，备用。

❷ 将锅洗净，置于火上，注入适量清水，将当归、黄芪、白芍与猪瘦肉一起放入锅内，炖熟。

❸ 最后加盐调味即可。

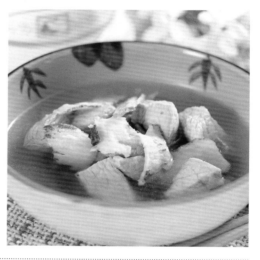

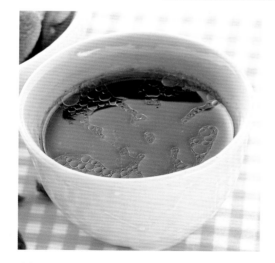

女贞子首乌鸡汤

材料

何首乌、女贞子各 15 克，当归、白芍各 9 克，茯苓 8 克，川芎 6 克，鸡 1500 克，小茴香 2 克，葱段、盐、姜片各 10 克，料酒 20 毫升

做法

❶ 鸡处理干净；何首乌、女贞子、当归、白芍、茯苓、川芎洗净，装入纱布袋。

❷ 将鸡肉和纱布袋放进炖锅内，加入适量清水，大火煮沸，转小火炖 1 个小时，加入小茴香、葱段、盐、姜片、料酒，略煮即可。

菊花羊肝汤

材料

羊肝 200 克，菊花、生姜片、葱花各 5 克，盐 2 克，料酒 10 毫升，胡椒粉 1 克，蛋清、淀粉各 15 克，食用油适量

做法

❶ 羊肝洗净，切片，用沸水汆烫，捞出沥干用盐、料酒、蛋清和淀粉浆好；菊花洗净。

❷ 锅内加食用油烧热，放入姜片煸出香味，注清水，加入羊肝片、胡椒粉、盐煮至汤沸，放入菊花、葱花煲熟即可。

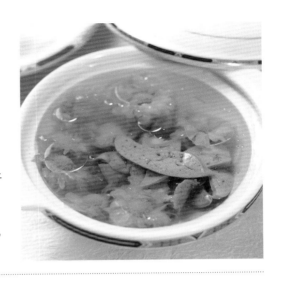

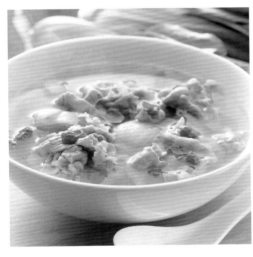

柴胡枸杞子羊肉汤

材料

柴胡 3 克，枸杞子 10 克，羊肉片 200 克，小油菜 200 克，盐 5 克

做法

❶ 柴胡冲净，放入煮锅中加适量清水熬出高汤，熬到约剩一半汤时，去渣留汁。

❷ 小油菜洗净切段。枸杞子放入高汤中煮软，再放入羊肉片，并加入小油菜。

❸ 待羊肉片熟时，加入盐调味即可。

柴胡猪肝汤

材料

猪肝 180 克，柴胡 5 克，蝉花 10 克，熟地黄 12 克，红枣、盐、姜片、淀粉、香油各适量

做法

❶ 柴胡、蝉花、熟地黄、红枣洗净；猪肝洗净，切薄片，加淀粉、香油腌制。

❷ 将柴胡、蝉花、熟地黄、红枣、姜片放入瓦煲内，注入适量清水，大火煲沸后改中火煲约 2 个小时，放入猪肝片滚熟，加入盐调味即可。

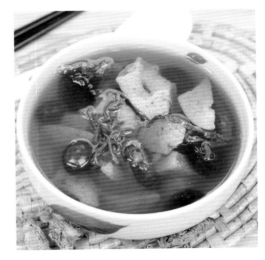

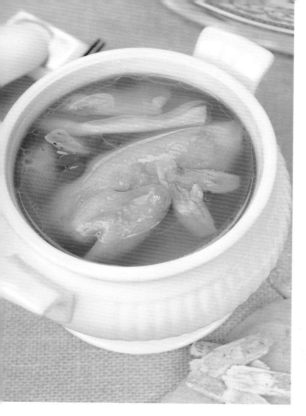

天麻黄精炖乳鸽

材料

乳鸽 1 只，天麻、黄精、枸杞子各少许，盐、葱各 3 克

做法

❶ 乳鸽收拾干净；天麻、黄精洗净，稍泡；枸杞子洗净，泡发；葱洗净切段。

❷ 热锅注清水煮沸，放入乳鸽氽尽血渍，捞起。

❸ 炖盅注入适量清水，放入天麻、黄精、枸杞子、乳鸽，大火煲沸后改为小火煲 3 个小时，放入葱段，加盐调味即可。

养生功效

　　本品可平肝养肾、息风降压，对高血压、动脉硬化、中风、阿尔茨海默病等症有食疗作用。适宜高血压患者、动脉硬化患者、肢体麻木患者、头晕头痛患者、中风半身不遂患者、阿尔茨海默病患者、体质虚弱者食用。

鳝鱼苦瓜枸杞子汤

材料

鳝鱼 300 克，苦瓜 40 克，枸杞子 10 克，高汤适量，盐少许

做法

❶ 将鳝鱼处理干净、切成小段，氽水；苦瓜洗净，去籽、切片；枸杞子洗净备用。

❷ 净锅上火，倒入高汤，下入鳝鱼段、苦瓜片、枸杞子，大火煮开，适当熬煮，调入盐，煲至鱼肉熟即可。

养生功效

　　此汤可清热解毒、养血祛风、养肝明目、降糖降压，对风湿痹痛、疮肿、热病烦渴、痱子、眼结膜炎、小便短赤、糖尿病、高血压等症有食疗作用。适宜风湿痹痛者、四肢酸痛者，以及糖尿病、高血压、癌症、痱子患者食用。

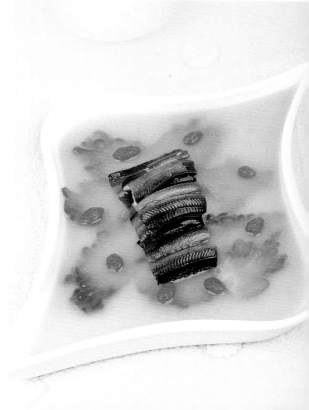

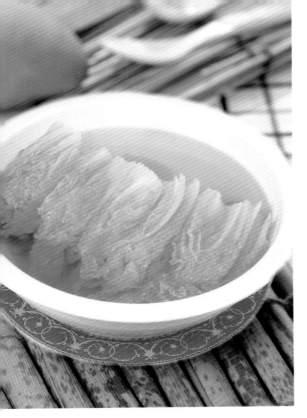

柴胡白菜汤

材料

柴胡 15 克，白菜 200 克，盐、香油各适量

做法

❶ 将白菜洗净，掰开；柴胡洗净，备用。

❷ 在锅中注适量清水，放入白菜、柴胡，用小火煮 10 分钟。

❸ 出锅时放入盐，淋上香油即可。

养生功效

　　此汤具有和解表里、疏肝理气、降脂的功效，可辅助治疗脂肪肝、抑郁症等。适宜寒热往来、胸满胁痛、口苦耳聋、头痛目眩、疟疾者食用。真阴亏损、肝阳上亢者慎食。

猪肝汤

材料

猪肝 300 克，小白菜适量，盐 3 克，米酒 10 毫升，淀粉 30 克，香油 3 毫升，姜丝适量

做法

❶ 将猪肝洗净，切成薄片，蘸淀粉，入水汆烫，捞出，备用。

❷ 锅上火，加入适量清水，大火煮沸，放入小白菜、盐、姜丝，最后再把猪肝片加入，稍煮沸熄火。

❸ 淋上米酒、香油即可。

养生功效

　　此汤可补血、养肝、明目。适宜气血虚弱者、目赤水肿者、面色萎黄者、缺铁患者、夜盲患者、癌症患者、从事电脑相关工作者食用。

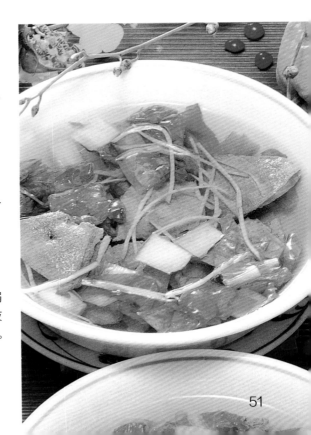

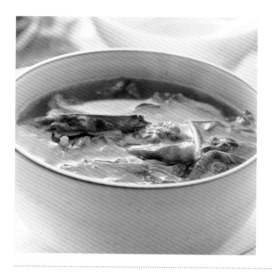

决明子鸡肝苋菜汤

材料

苋菜 250 克，鸡肝 2 副，决明子 15 克，盐 4 克

做法

❶ 苋菜剥取嫩叶和嫩梗，洗净，沥干；鸡肝洗净，切片，去血水后捞出，冲净。

❷ 决明子装入纱布袋，扎紧袋口，放入煮锅中，加适量清水熬成高汤，捞出纱布袋。

❸ 在汤中加入苋菜，煮沸后下鸡肝片，再煮开，加盐调味即可。

决明子杜仲鹌鹑汤

材料

鹌鹑 1 只，杜仲 50 克，山药 100 克，枸杞子、决明子、红枣各 15 克，生姜片、盐各适量

做法

❶ 鹌鹑处理干净，斩块；杜仲、枸杞子、红枣、山药洗净；决明子装入纱布袋并扎紧袋口，放入煮锅中，加适量清水熬成高汤，捞出药袋。

❷ 再加入鹌鹑、杜仲、枸杞子、红枣、山药、生姜片，中小火煲 3 个小时，加盐调味。

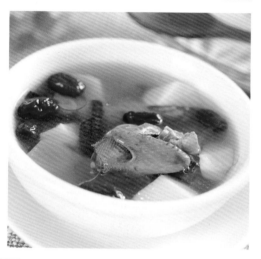

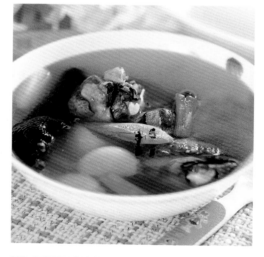

三七郁金炖乌鸡

材料

三七 6 克，郁金 9 克，乌鸡 500 克，生姜片、葱段、盐各 5 克，大蒜 10 克

做法

❶ 三七洗净，切粒；郁金洗净，润透，切片；乌鸡处理干净，斩成块状；大蒜去皮洗净。

❷ 乌鸡放入蒸盆内，放入生姜片、葱段、大蒜，在鸡身上抹匀盐，把三七、郁金放入鸡腹内，放入适量清水。

❸ 把蒸盆置蒸笼内，用大火蒸 50 分钟即成。

郁金黑豆炖鸡

材料

鸡腿1只，黑豆150克，牛蒡100克，郁金9克，盐5克

做法

❶ 黑豆清洗干净，用清水浸泡半个小时；牛蒡削皮，洗净，切块。

❷ 鸡腿剁块，放入开水中氽烫后，捞出备用。

❸ 黑豆、牛蒡、郁金先放入锅中，加适量清水煮沸，再转小火炖15分钟，再放入鸡腿肉续炖半个小时至肉熟豆烂，加入盐即可。

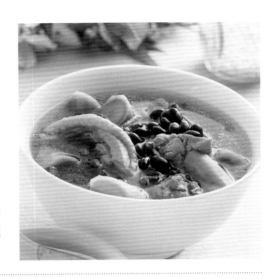

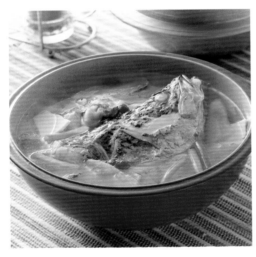

天麻鱼头汤

材料

鱼头1个，天麻15克，茯苓、生姜片各5克，枸杞子10克，葱段8克，米酒20毫升，盐适量

做法

❶ 天麻、茯苓洗净，放入锅中，加清水适量，煎汤；鱼头用开水氽烫一下、捞起、备用。

❷ 将鱼头和生姜片放入煮开的天麻、茯苓汤中，待鱼煮至快熟时，放入枸杞子、米酒，微煮片刻，放入葱段，加盐调味即可。

脊骨牡蛎炖鱼

材料

鲭鱼1条，脊骨、牡蛎各50克，食用油适量，葱段适量，盐2克

做法

❶ 脊骨、牡蛎冲洗干净，入锅加适量清水熬成高汤，熬至约剩3碗，捞弃药渣。

❷ 鲭鱼去腮、肚后洗净、切段，拭干，入油锅炸至酥黄，捞起。

❸ 将炸好的鲭鱼放入高汤中，熬至汤汁呈乳黄色时，加葱段、盐调味即成。

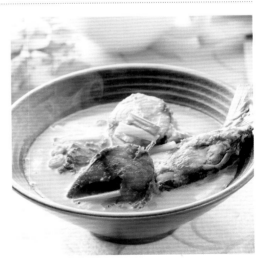

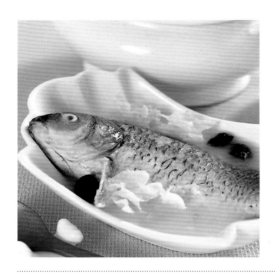

乌梅银耳鲤鱼汤

材料

鲤鱼 300 克，银耳 100 克，乌梅 6 颗，生姜片 3 克，盐适量，香菜、食用油各少许

做法

❶ 将鲤鱼处理干净，洗净，起油锅，放少许食用油，放入生姜片，稍煎，再放入鲤鱼，煎至鱼身金黄。

❷ 银耳泡发，切成小朵，同鲤鱼一起放入炖锅，加适量清水、乌梅，中火煲 1 个小时，待汤色转成奶白色，加盐调味，撒上香菜。

西红柿猪肝汤

材料

猪肝 150 克，金针菇 50 克，西红柿、鸡蛋各 1 个，盐 4 克，酱油 5 毫升，食用油少许

做法

❶ 将猪肝洗净，切片，入沸水中汆去血水；西红柿洗净，入沸水中稍烫，去皮、切块；金针菇洗净；鸡蛋打散，备用。

❷ 锅上火，加入食用油，放入猪肝片、金针菇、西红柿块稍炒，加入适量清水煮 10 分钟，淋入蛋液，调入盐、酱油即可。

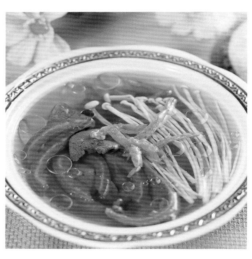

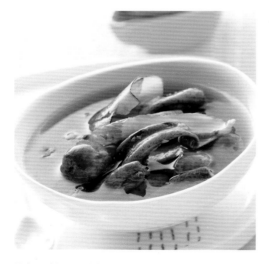

鳝鱼土茯苓汤

材料

鳝鱼、蘑菇各 100 克，当归 8 克，土茯苓、赤芍各 10 克，盐 4 克，米酒 10 毫升

做法

❶ 将鳝鱼处理干净，切成小段；将蘑菇洗净备用；将当归、土茯苓、赤芍分别洗净。

❷ 将锅上火，加入适量清水，并将鳝鱼、蘑菇、当归、土茯苓、赤芍以及米酒同时放入锅中，以大火煮沸，转小火续煮 20 分钟，加盐调味即可。

海带炖排骨

材料

海带 50 克，猪排骨 200 克，料酒、盐、白糖、葱段、生姜片各适量

做法

❶ 将海带泡发，洗净，切成丝状；将猪排骨清洗干净，斩块。

❷ 将锅清洗干净，放在火上烧热，放入猪排骨块煸炒，加入料酒、盐、白糖、葱段、生姜片和清水，烧至猪排骨熟透，加入海带烧至入味即可。

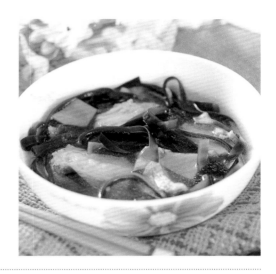

芹菜猪瘦肉汤

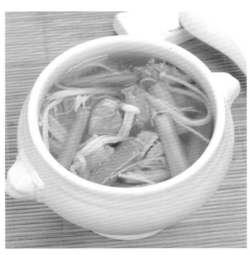

材料

猪瘦肉 300 克，金针菇 50 克，芹菜 100 克，响螺适量，盐 4 克

做法

❶ 猪瘦肉洗净，切块；金针菇洗净，浸泡；芹菜洗净，切段；响螺洗净，取肉。

❷ 猪瘦肉、响螺肉放入沸水中汆去血水后捞出备用。

❸ 锅中注水，煮沸，放入猪瘦肉块、金针菇、芹菜、响螺肉，慢炖 2 个小时，加盐调味即可。

西洋参猪瘦肉汤

材料

芹菜、猪瘦肉各 150 克，西洋参 20 克，盐 5 克

做法

❶ 芹菜洗净，去叶，梗切段；猪瘦肉洗净，切块；西洋参洗净，切丁，浸泡备用。

❷ 将猪瘦肉放入沸水中汆烫，洗去血污。

❸ 将芹菜、猪瘦肉、西洋参放入沸水锅中小火慢炖 2 个小时，再改为大火煮沸，加入盐调味，拌匀即可出锅。

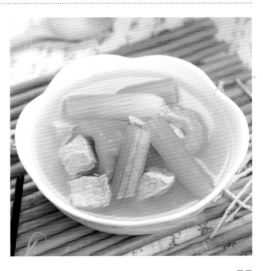

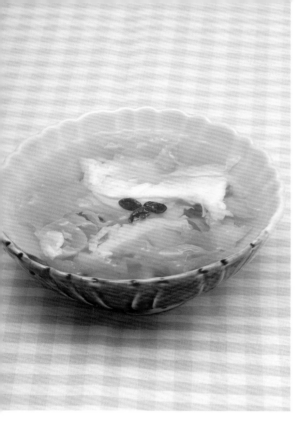

雪蛤枸杞子甜汤

材料

枸杞子 10 克，雪蛤 1 只，冰糖适量

做法

❶ 将雪蛤洗净，斩块；枸杞子泡发洗净，备用。

❷ 锅中注清水煮开，放入雪蛤块煮至熟时，再加入枸杞子煮熟。

❸ 加冰糖，搅拌待冰糖溶化即可。

养生功效

　　此汤具有滋阴养肝、润肤明目、生津止渴的功效，是爱美女性的一道养生佳品。适宜年老体弱、产后体虚、肺虚咳嗽、慢性支气管炎患者食用。内分泌失调的人食用雪蛤后可能会引起月经不调，育龄妇女要慎食。

二草红豆汤

材料

红豆 200 克，益母草、白花蛇舌草各 15 克，红糖适量

做法

❶ 将红豆、益母草、白花蛇舌草洗净。

❷ 锅内加清水，放入益母草、白花蛇舌草，大火煮沸转小火，煎至剩一半水时，滤渣取药汁。

❸ 药汁内加红豆，小火续煮 1 个小时，加红糖调味即可。

养生功效

　　此品可清热解毒、活血化淤、消肿散结。适宜肝硬化、肝炎、腹水、痛经、闭经者食用。消化不良、经常腹泻等脾胃虚弱者慎食。

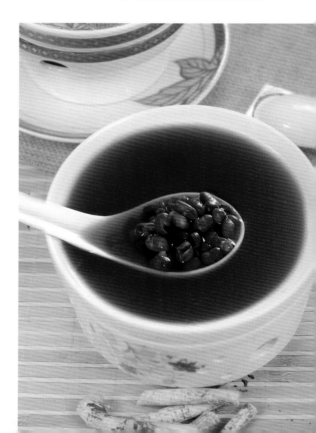

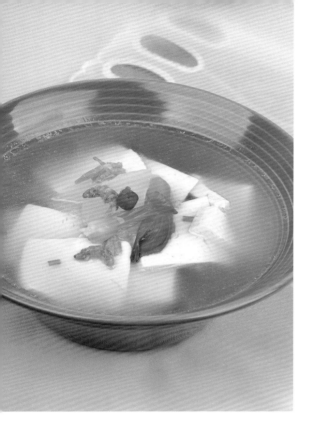

冬瓜豆腐汤

材料

泽泻15克，冬瓜200克，豆腐100克，虾米50克，盐少许，香油3毫升，高汤适量

做法

❶ 将冬瓜去皮、瓤，洗净切片；虾米用温水浸泡，洗净；豆腐洗净切片，备用；泽泻洗净，备用。

❷ 净锅上火倒入高汤，调入盐。

❸ 加入冬瓜片、豆腐片、虾米、泽泻煲至熟时，淋入香油即可。

养生功效

　　此汤具有利水、渗湿、泻热、保护肝脏的功效。对脂肪肝、高脂血症、肥胖症均有一定的疗效。适宜肺热咳嗽、水肿胀满、暑热烦闷、泻痢、痔疮、哮喘、糖尿病、肾炎性水肿者食用。脾胃气虚、腹泻便溏、胃寒疼痛者慎食。

香附豆腐泥鳅汤

材料

泥鳅300克，豆腐200克，香附10克，红枣15克，盐少许，高汤适量

做法

❶ 泥鳅处理干净，洗净备用；豆腐洗净，切小块；香附洗净，煎汁备用。

❷ 锅内倒入高汤，加入泥鳅、豆腐块、红枣煲至熟，倒入香附药汁，煮开后，调入盐即可。

养生功效

　　此汤可补中益气、疏肝解郁。适宜肝郁气滞、胸胁不适、脘腹胀痛、消化不良、胸脘痞闷、寒疝腹痛、乳房胀痛、月经不调、经闭痛经者食用。气虚无滞、阴虚血热者慎食。

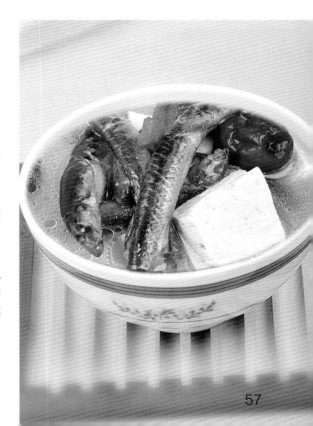

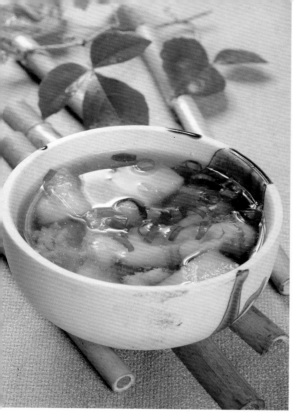

冬瓜鳗鱼汤

材料

决明子、枸杞子各 10 克，鳗鱼 1 条，冬瓜 300 克，盐少许，葱花 10 克

做法

① 将决明子、枸杞子洗净；鳗鱼去鳃和内脏洗净；冬瓜去皮，切成小块状备用。

② 锅中加入适量水，将水煮开。

③ 将除盐以外的全部材料放入锅内，煮至鱼烂汤稠，加少许盐调味即可。

养生功效

决明子能清肝明目、利尿通便，治风热赤眼、高血压、肝炎、肝硬化、腹水等症；冬瓜中所含的热量极低，其含有的丙醇二酸能抑制糖类转化为脂肪。此汤有养肝明目、利尿消肿的功效，适宜夜盲症、肝硬化性腹水、水肿患者食用。

延胡索橘皮汤

材料

柴胡 10 克，延胡索 15 克，鲜橘皮 15 克，丝瓜 30 克，白糖少许

做法

① 先将丝瓜去皮，洗净切块；柴胡、延胡索洗净，煎汁去渣备用。

② 将鲜橘皮洗净，与丝瓜一起放入锅中，加适量水，大火煮开后转小火续煮 15 分钟。

③ 倒入药汁，煮沸后即可关火，加少许白糖，代茶饮。

养生功效

延胡索可理气通络、化淤止痛；柴胡可疏肝理气、调节情绪；丝瓜能清热利湿、通络散结；橘皮可理气止痛。四者合用，对肝郁气滞者有一定的食疗效果。

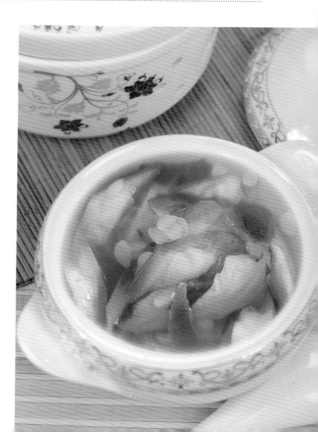

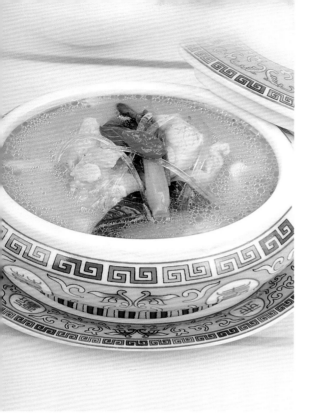

白芍椰子鸡汤

材料

白芍 10 克，椰子 100 克，母鸡肉 150 克，菜心 30 克，盐、枸杞子各 5 克，粉条 10 克

做法

❶ 椰子洗净，切块；白芍、枸杞子洗净后用清水浸泡 10 分钟，备用；粉条泡发，备用。

❷ 母鸡肉洗净斩块，氽水备用；菜心洗净，备用。

❸ 煲锅上火倒入清水，放入椰子块、鸡肉块、白芍、枸杞子，煲至鸡肉快熟时，放入盐、粉条、菜心煮熟即可。

养生功效

　　此汤具有益气生津、补肝养血、补虚强身之功效。适宜阴虚发热、胸腹胁肋疼痛、四肢挛急、泻痢腹痛者食用。白芍性寒，虚寒性腹痛泄泻者以及小儿出麻疹期间不宜食用。

佛手元胡猪肝汤

材料

佛手、元胡各 9 克，香附、甘草各 6 克，猪肝 100 克，盐、生姜丝、葱花各适量

做法

❶ 将佛手、元胡、香附、甘草洗净；猪肝洗净，切片。

❷ 将佛手、元胡、香附、甘草放入锅内，加适量清水煮沸，再转小火煮 15 分钟左右。

❸ 放入猪肝片、盐、生姜丝、葱花，待猪肝熟后即可食用。

养生功效

　　此汤具有行气止痛、疏肝和胃的功效。适宜痛经、闭经、癥瘕、产后淤阻、跌打损伤、疝气作痛者食用。高脂血症患者和阴虚内热、无气滞症状患者慎食。

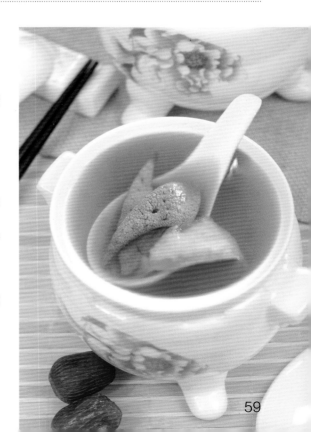

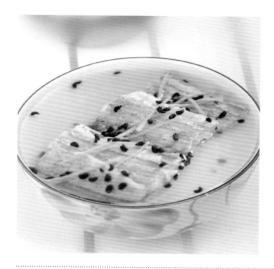

女贞子蒸带鱼

材料

女贞子 20 克，带鱼 1 条，生姜、胡椒粉、盐各适量

做法

❶ 将带鱼洗净，去内脏及头、鳃，切成段；生姜洗净，切丝；女贞子洗净，备用。

❷ 将处理干净的带鱼放入碗中，再放入蒸锅中蒸熟。

❸ 在蒸熟带鱼的碗中放入女贞子，加清水再蒸 20 分钟，放入姜丝、盐、胡椒粉即可。

灵芝猪瘦肉汤

材料

黄芪 15 克，党参 15 克，灵芝 30 克，猪瘦肉 100 克，生姜丝、葱花、盐各适量

做法

❶ 将黄芪、党参、灵芝清洗干净，备用；猪瘦肉洗净，切块。

❷ 将黄芪、党参、灵芝与猪瘦肉、生姜丝一起放入锅中，加适量清水，大火煮开，转小火炖至肉熟。

❸ 加入盐、葱花调味即可。

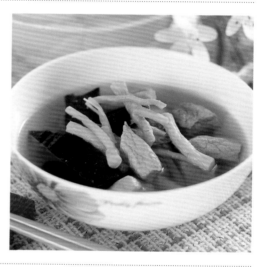

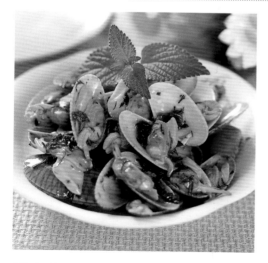

茵陈炒花甲

材料

茵陈 30 克，花甲 300 克，盐、食用油、生姜片各适量

做法

❶ 花甲放入清水中，加适量盐，养 24 个小时，经常换水，让花甲吐沙，洗净；茵陈洗净。

❷ 锅烧热放食用油，放入生姜片爆香，再放入花甲煸炒。

❸ 加茵陈及适量水，烧到花甲熟，加入盐调味，起锅装盘即可。

兔肉薏米煲

材料

兔腿肉 200 克，薏米 100 克，红枣 15 克，盐、食用油各适量，葱花、生姜片各 6 克

做法

❶ 兔腿肉洗净剁块；薏米、红枣洗净，备用。

❷ 锅内注入清水，放入兔腿肉汆水冲净。

❸ 净锅上火倒入食用油，将葱花、生姜片爆香，放入清水、盐，再放入兔腿肉、薏米、红枣，小火煲至入味即可。

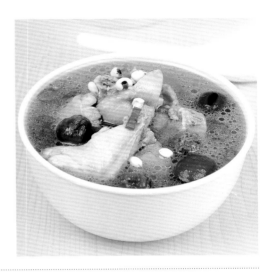

黄芪蛤蜊汤

材料

黄芪 15 克，蛤蜊 500 克，辣椒丝 100 克，冲菜丝、粉丝各 20 克，茯苓、生姜丝各 10 克，盐、食用油各适量

做法

❶ 粉丝泡发，备用；黄芪、茯苓洗净，备用；蛤蜊洗净，加水煮熟，沥干备用。

❷ 锅内放食用油，爆香生姜丝、辣椒丝、冲菜丝，放入清水、蛤蜊、粉丝、黄芪、茯苓，加盐煮至粉丝软熟、蛤蜊入味即可。

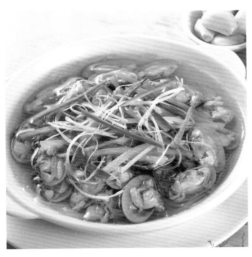

萝卜丝鲫鱼汤

材料

鲫鱼 1 条，白萝卜 200 克，半枝莲 30 克，盐、香油、葱段、生姜片、食用油各适量

做法

❶ 鲫鱼清理干净，洗净，备用；白萝卜去皮，洗净，切丝；半枝莲洗净，装入纱布袋，扎紧袋口。

❷ 锅内放食用油，将葱段、生姜片炝香，放入白萝卜丝、鲫鱼、纱布袋及清水煮至熟。

❸ 捞起纱布袋丢弃，调入盐，淋入香油即可。

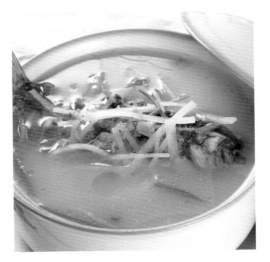

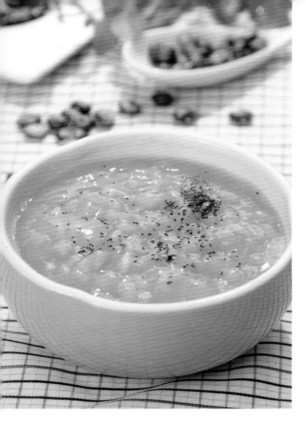

玉米车前子大米粥

材料

车前子适量，玉米粒 80 克，大米 120 克，盐 2 克

做法

❶ 玉米粒和大米一起泡发，再洗净，备用；车前子洗净，捞起沥干水分，备用。

❷ 锅置火上，加入玉米粒和大米，再倒入适量清水煮开。

❸ 放入车前子同煮至粥呈糊状，调入盐拌匀即可。

养生功效

　　此粥具有清热利水、排石、清肝明目的功效。适合胆结石、胆囊炎、水肿、尿路结石、肝硬化的患者食用。内伤劳倦、阳气下陷、肾虚精滑及内无湿热者慎食。

枸杞子鲫鱼粥

材料

鲫鱼肉 50 克，大米 100 克，盐 3 克，料酒、生姜丝、枸杞子、葱花、香油各适量

做法

❶ 大米洗净，备用；鲫鱼肉收拾干净，切块，用料酒腌制。

❷ 锅置火上，注入适量清水，放入大米煮至五成熟，放入鲫鱼肉、枸杞子大火煮至米粒开花，转小火熬煮至粥成，加入盐、香油调匀，撒上生姜丝、葱花即可。

养生功效

　　此粥可健脾利水、滋补肝肾、明目。适宜脾胃虚弱、不思饮食、气血不足、精神倦怠、肝肾不足者食用。感冒、发热期间慎食。

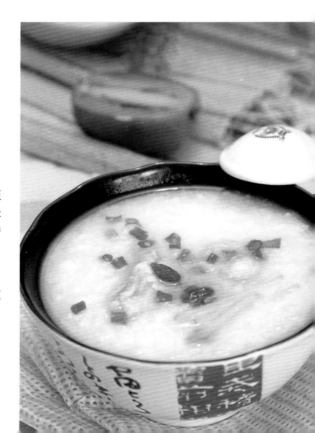

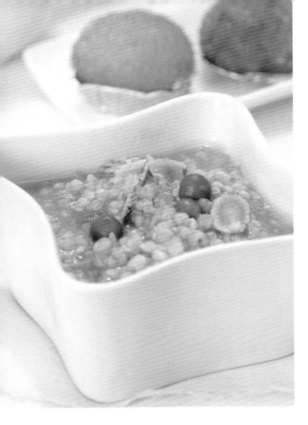

黄芪豌豆粥

材料

养麦 100 克，豌豆 30 克，黄芪 3 克，冰糖 10 克

做法

❶ 养麦泡发洗净，备用；豌豆、黄芪均洗净，备用。

❷ 锅置火上，倒入清水，放入养麦、豌豆煮开。

❸ 再加入黄芪、冰糖同煮至浓稠状即可。

养生功效

　　此粥可保肝、利尿、补气养血，提高机体的抗病能力和康复能力。适宜表虚自汗、阴虚盗汗、脾气虚弱者食用。表实邪盛、气滞湿阻、食积停滞、痈疽初起或溃后热毒尚盛、阴虚阳亢者慎食。

当归枸杞子鹌鹑粥

材料

当归、枸杞子各 15 克，鹌鹑 1 只，大米 80 克，茶树菇、盐、生姜丝、葱花、食用油各适量

做法

❶ 大米淘净；鹌鹑洗净，切成小块，备用；茶树菇、当归、枸杞子洗净，备用。

❷ 锅内放入食用油，再放入鹌鹑块，加盐炒熟盛出，备用。

❸ 锅置火上，注入清水，放入大米煮至五成熟，放入鹌鹑块、当归、枸杞子、茶树菇、生姜丝，煮至米粒开花后关火，加盐调匀，撒上葱花即可。

养生功效

　　此粥可养肝补血、补中益气。适宜血虚、面色萎黄、眩晕心悸者食用。热盛出血者、湿盛中满及大便溏泄者、孕妇慎食。

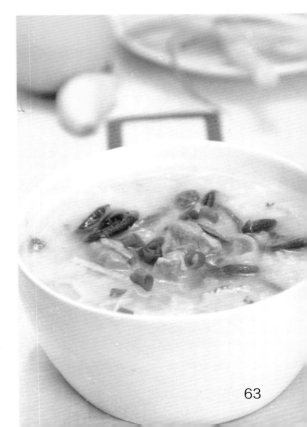

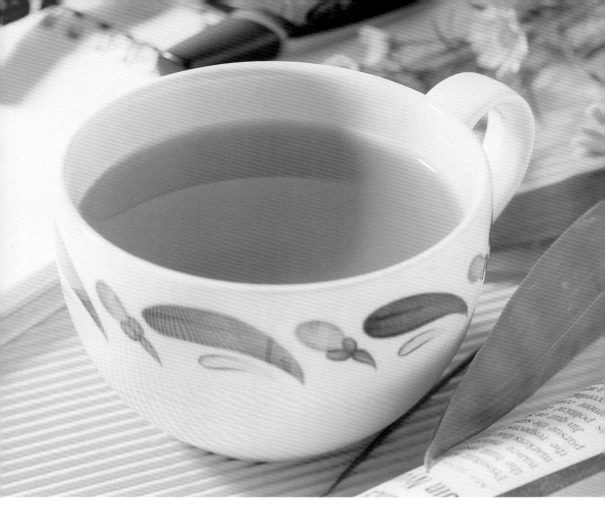

川芎香附茶

材料

香附（炒）9克，川芎10克，茶叶6克

做法

❶ 炒香附、川芎洗净，晾干，研为细末，混匀，装入纱布袋中。

❷ 锅中加入适量清水，加入茶叶，大火煮沸。

❸ 转小火，放入纱布袋，焖煮15分钟，去渣取汁服用即可。

养生功效

　　本茶可理气解郁、散淤止痛。对因气郁日久以致头痛、疲劳、情绪波动等症有食疗作用。适宜偏正头痛者、肝郁气滞者、消化不良者饮用。肺脾气虚者、阴虚血热者、气虚无滞者不宜饮用。

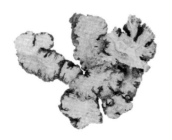

川芎：活血行气、祛风止痛

茯苓清菊茶

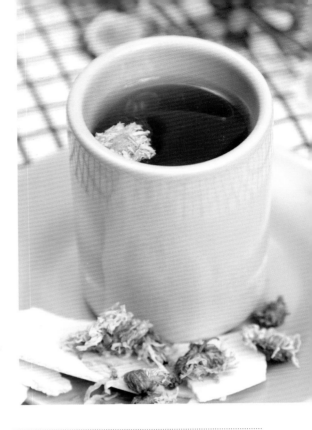

材料

菊花 5 克，茯苓 7 克，绿茶 2 克，矿泉水 30
毫升

做法

① 将茯苓磨粉，加少许矿泉水，搅拌均匀以
化开粉末，成汁。

② 将菊花、绿茶洗净。

③ 将茯苓汁、菊花、绿茶放入杯中，用 300
毫升左右的开水冲泡即可。

养生功效

　　此茶可清肝明目、疏风散热。对口干、火
旺、目涩，由脾胃气虚引起的虚胖、面部浮肿
有食疗作用。适宜脾虚浮肿者、身体虚胖者、
电脑工作者、经常用眼疲劳者、尿少者、便溏
泄泻者饮用。虚寒精滑者、阴虚而无湿热者、
气虚下陷者不宜饮用。

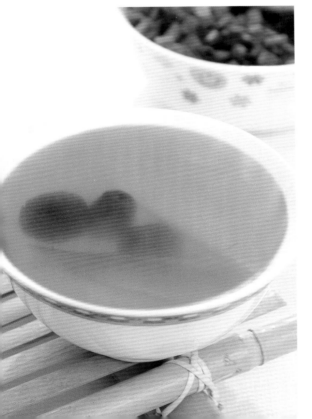

虎杖党参蜜

材料

虎杖 15 克，党参 25 克，红枣、莪术各 10 克，
山药 15 克，蜂蜜 10 克

做法

① 将党参、山药、虎杖、红枣、莪术洗净，
用水浸泡 1 个小时。

② 将党参、山药、虎杖、红枣、莪术放入瓦罐，
加适量清水，小火慢煎 1 个小时，滤出头
汁 500 毫升。

③ 加清水再煎，滤出汁 300 毫升，将两次煎
煮的药汁混合，将药汁与蜂蜜放入锅中，
小火煎 5 分钟，冷却即可饮用。

养生功效

　　本品可清热解毒、疏肝利胆、破血散结。
对慢性病毒性肝炎、肝脏肿大疼痛等症有一定
食疗作用。

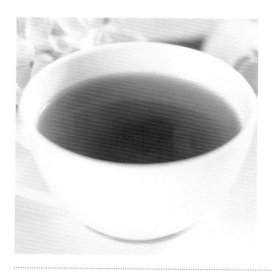

牡丹皮杏仁茶

材料

牡丹皮 9 克，杏仁 12 克，枇杷叶 10 克，绿茶 12 克，红糖 20 克

做法

❶ 将杏仁用清水洗净，晾干，碾碎备用。

❷ 将牡丹皮、绿茶、枇杷叶分别用清水洗净，与杏仁一起放入锅中，加入适量清水，煎汁，去渣。

❸ 最后在药汁中放入红糖，待红糖溶化，倒入杯中即可饮服。

牡丹皮菊花茶

材料

金银花 20 克，牡丹皮、菊花、桑叶各 9 克，杏仁 6 克，芦根 30 克，蜂蜜适量

做法

❶ 将金银花、牡丹皮、菊花、桑叶、杏仁、芦根用水略冲洗，备用。

❷ 将洗净的食材放入锅中用水煮，将汤盛出。

❸ 待凉后在汤汁中加入蜂蜜即可。

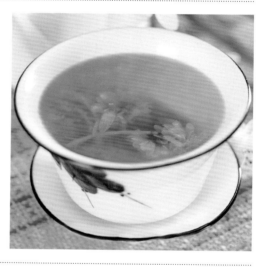

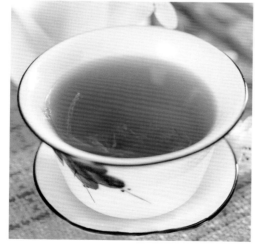

虎杖泽泻茶

材料

虎杖 10 克，泽泻 10 克，红枣 15 克，蜂蜜 20 克

做法

❶ 红枣洗净，用温水泡发半个小时，留浸泡液，红枣去核，备用。

❷ 将泽泻、虎杖洗净，加清水适量煎煮 2 次，每次半个小时，滤出汤汁，回入砂锅中。

❸ 在砂锅的汤汁中加入红枣及其浸泡液，小火煮 15 分钟，待水温时加入蜂蜜拌匀即可。

莲芯香附茶

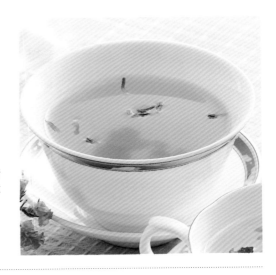

材料

莲芯 3 克，香附 9 克

做法

❶ 将莲芯、香附分别放入清水中冲洗干净，倒入洗净的锅中。

❷ 加入 350 毫升清水，先以大火煮开，后转小火慢煮至汤汁约剩 250 毫升时即可，不必久煮久熬。

❸ 取汤汁饮用。

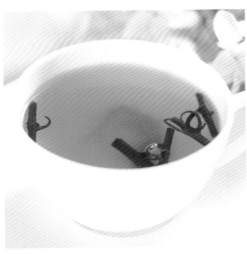

钩藤白术饮

材料

钩藤 50 克，白术 30 克，冰糖 20 克

做法

❶ 白术用清水洗净，放入洗净的锅中，注入 300 毫升清水，以小火煎煮半个小时。

❷ 钩藤用清水洗净，放入煮白术的锅中，以小火再煎煮 10 分钟。

❸ 加入冰糖，一边煮一边轻轻搅拌，煮至冰糖溶化时关火，待凉后即可饮用。

茵陈姜糖茶

材料

茵陈 15 克，红糖 30 克，生姜 12 克

做法

❶ 将茵陈洗净，备用；生姜去皮，洗净，用刀拍松。

❷ 将茵陈、生姜一同放入干净的锅内，加入适量清水，大火煮沸。

❸ 最后加入红糖，待红糖溶化，即可饮用。

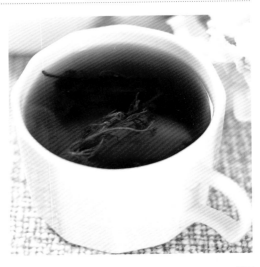

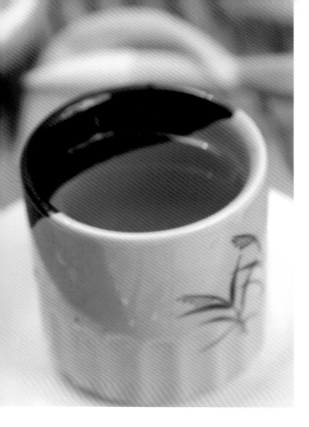

天麻钩藤饮

材料

天麻 10 克，钩藤 9 克，黄芩 9 克，杜仲 8 克

做法

① 将天麻、钩藤、黄芩、杜仲分别洗净，备用。

② 将天麻、钩藤、黄芩、杜仲一起放入锅内，加入 600 毫升清水，大火将水煮开后续煮 8 分钟。

③ 使用干净纱布，滤去药渣，将药汁倒入杯中后即可饮用。

养生功效

本茶饮可平肝潜阳、息风止痉。对小儿惊风、高热昏厥有食疗作用。适宜半身不遂者、神经衰弱者、经常头痛者、烦躁易怒者、头晕目眩者、中风患者、高血压患者、中老年人肾气不足者、腰脊疼痛者饮用。

乌梅汁

材料

乌梅 10 颗，冰糖适量

做法

① 将乌梅洗净备用；汤锅上火，加入乌梅、适量清水，大火煮开。

② 转用小火慢慢炖煮，直至汤色变成深棕色、透明，以及梅肉化开为止。

③ 继续煎煮，将汤汁煮成浓缩汁，加少许冰糖调味即可。

养生功效

本品可健脾和胃、生津止渴、滋补肝肾。对夏日烦躁、中暑、食欲不振、高脂血症、高胆固醇血症者有食疗作用。

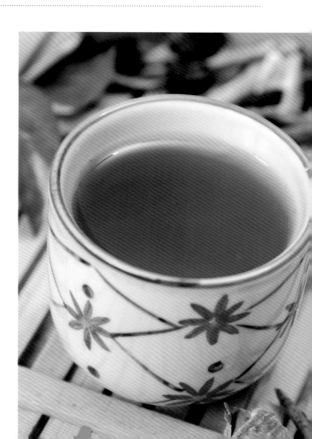

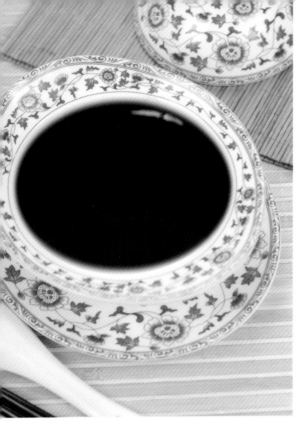

五味子茶

材料

五味子 5 克，矿泉水适量，清水适量

做法

1. 五味子洗净，晾干，研成细末，倒入杯中，用适量矿泉水微微化开，调成浓稠药汁状，备用。
2. 汤锅上火，放入适量清水，待水煮沸，冲入装五味子的杯中。
3. 加盖闷 10 分钟左右即可，代茶频饮。

养生功效

　　本品具有益阴生津、降低转氨酶的功效。用于病毒感染性肝炎所致的转氨酶升高。适宜肺虚喘咳、口干作渴、自汗、盗汗、劳伤羸瘦、梦遗滑精、久泻久痢者饮用。外有表邪、内有实热、咳嗽初起、痧疹初发者不宜饮用。

丹参红花陈皮饮

材料

丹参 10 克，红花 5 克，陈皮 5 克

做法

1. 将丹参、红花、陈皮洗净，备用。
2. 将丹参、陈皮放入锅中，加适量清水，大火煮开，转小火煮 5 分钟即可关火。
3. 再放入红花，加盖闷 5 分钟，倒入杯内，代茶饮用。

养生功效

　　此品可活血化淤、疏肝解郁。适宜月经不调、经闭痛经、癥瘕积聚、胸腹刺痛、热痹疼痛、疮疡肿痛、心烦不眠者饮用。

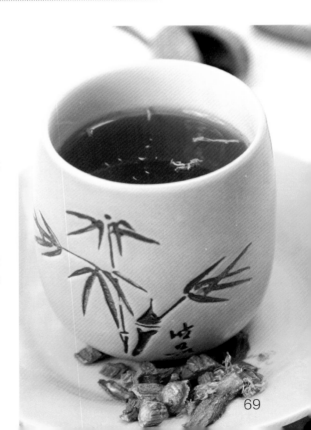

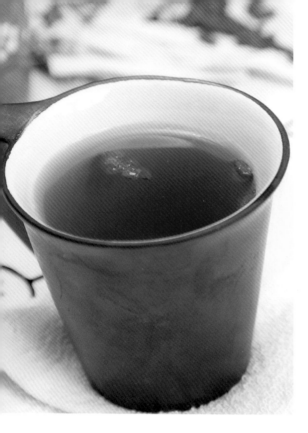

枸杞子茶

材料

枸杞子、山药、女贞子各 10 克，冰糖适量

做法

① 枸杞子洗净，将山药、女贞子研碎，连同枸杞子一起放入陶瓷器皿中。

② 加适量清水，用小火煎煮 10 分钟左右，即可关火。

③ 加入冰糖搅拌，待温后即可饮用。

养生功效

此茶具有养肝明目、滋阴补肾、补气健脾的功效。适用于肝血不足所导致的双目干涩、视物不清、头晕眼花、视力疲劳等症状。正在感冒、发热、有炎症或腹泻者不宜饮用。

决明子柠檬茶

材料

决明子 5 克，柠檬半个，蜂蜜适量

做法

① 将决明子洗净，柠檬洗净切片，一起放入杯中，冲入沸水后，加盖闷泡 10 分钟。

② 去渣取汁，待茶水稍温后，加入适量蜂蜜调味即可饮用。

③ 可反复冲泡至茶味渐淡。

养生功效

本品具有清肝明目、排毒瘦身的功效。适宜目赤涩痛、头痛眩晕、大便秘结者饮用。脾胃虚寒、气血不足者不宜饮用。

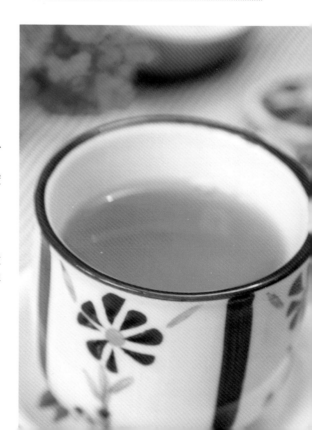

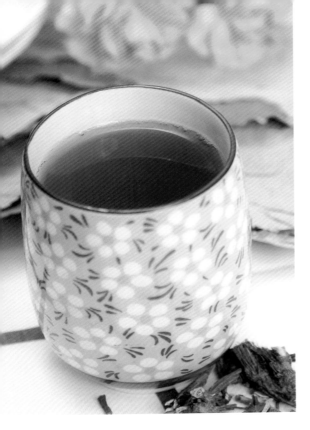

柴胡茶

材料

柴胡 5 克，绿茶 3 克，蜂蜜适量

做法

1 将柴胡、绿茶洗净，放入杯中。

2 冲入沸水后，加盖闷泡 10 分钟，待茶水稍温后，再按照个人口味添加蜂蜜调味，即可饮用。

3 可反复冲泡至茶味渐淡。

养生功效

本品具有疏肝解郁、清热解表、排毒瘦身的功效。适宜寒热往来、胸满胁痛、口苦耳聋、头痛目眩、疟疾、下痢脱肛、月经不调者饮用。真阴亏损、肝阳上亢者不宜饮用。

绞股蓝茶

材料

绞股蓝 15 克，枸杞子适量，红糖适量

做法

1 将绞股蓝、枸杞子、红糖放入杯中，冲入沸水后加盖，闷泡 10 分钟。

2 茶水稍温后即可饮用。

3 可反复冲泡至茶味渐淡。

养生功效

本品具有益气养血、养肝明目、降压降脂等功效，适用于眼睛干涩者、贫血者、体虚乏力者、虚劳失精者、白细胞减少症患者、高脂血症患者、病毒性肝炎患者、慢性胃肠炎患者、脂肪肝患者饮用。

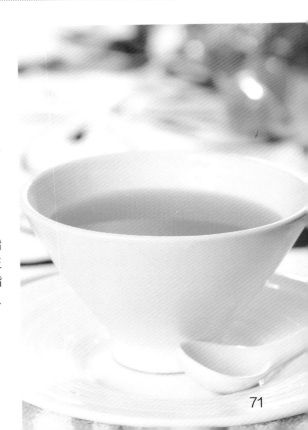

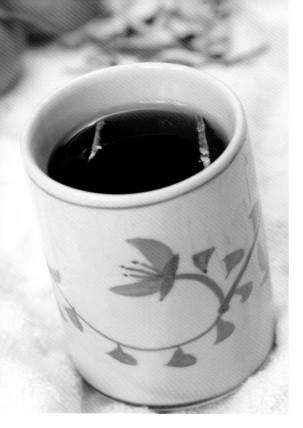

陈皮姜茶

材料

陈皮 20 克，甘草、茶叶各 5 克，生姜片 8 克

做法

❶ 将陈皮、甘草、茶叶、生姜片洗净，一同放入杯中，冲入沸水后加盖，闷泡 10 分钟。

❷ 去渣取汁，待茶水稍温后即可饮用。

❸ 可反复冲泡至茶味渐淡。

养生功效

　　此茶具有行气、消积、疏肝等功效。适宜胸脘胀满、食少吐泻、咳嗽痰多、胃部胀满、消化不良、食欲不振者饮用。

何首乌茶

材料

何首乌 15 克，泽泻 10 克，丹参 10 克，绿茶适量

做法

❶ 将何首乌、泽泻、丹参均洗净，备用。

❷ 把何首乌、泽泻、丹参、绿茶放入汤锅中，加水煎煮 15 分钟。

❸ 滤渣取汁后即可饮用。

养生功效

　　此茶具有补肝益肾、补血活血、乌发、明目、利水渗湿的功效。可用于肝炎患病日久体虚者。适宜血虚头晕目眩、心悸、失眠、肝肾阴虚的腰膝酸软者饮用。大便溏泄及有痰湿者不宜饮用。

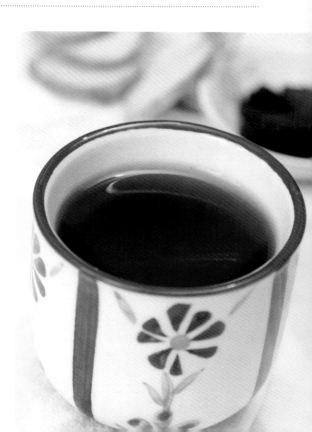

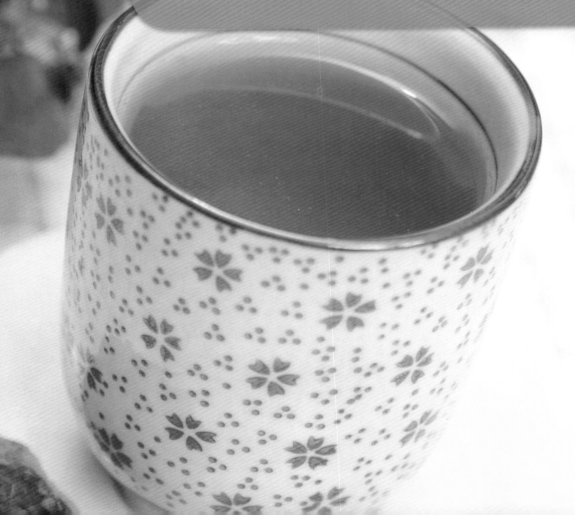

PART 3

脾脏调养篇

　　《黄帝内经》中记载："脾胃者，仓廪之官，五味出焉。"将脾胃的受纳运化功能比作仓廪，也就是人体内的"粮食局长"，身体所需的一切物质都归其调拨，可以摄入食物，并输出精微营养物质以供全身之用。脾胃是消化食物的器官，由于它们的作用，人体才能得以益气生血，胃气和则后天营养才有来源，脾气健则水谷精微得以输布。因此，调理脾胃，滋养后天，是保持身体健康的根本。

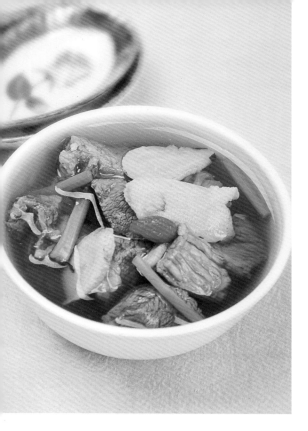

黄芪牛肉汤

材料
黄芪9克，牛肉450克，盐4克，葱段2克，香菜30克，枸杞子5克

做法
❶ 将牛肉洗净，切成块，氽水备用；香菜择洗干净，切段；将黄芪用温水洗净，备用。
❷ 净锅上火倒入清水，放入牛肉、黄芪、枸杞子煲至熟。
❸ 然后放入葱段、香菜、盐调味即可食用。

养生功效
　　此汤具有健脾益气、敛汗固脱的功效。适宜气血不足、气短乏力、久泻脱肛、便血崩漏、表虚自汗、血虚萎黄、内热消渴等患者食用。热毒疮疡、食滞胸闷、内热者，以及皮肤病患者慎食。

黄芪绿豆煲鹌鹑

材料
黄芪、红枣、白扁豆各适量，鹌鹑1只，绿豆适量，盐2克

做法
❶ 鹌鹑收拾干净；黄芪洗净泡发；红枣洗净，切开去核；白扁豆、绿豆均洗净，浸泡半个小时。
❷ 锅内加清水煮开，将鹌鹑放入，煮去表面的血水，捞起洗净。
❸ 将黄芪、红枣、白扁豆、绿豆、鹌鹑放入砂锅，加清水后用大火煲沸，再改小火煲2个小时，加盐调味即可。

养生功效
　　此汤具有补中益气、强身健体的功效。适宜营养不良者、体虚乏力者、贫血头晕者、脾胃不适者、高血压患者、肥胖症患者食用。

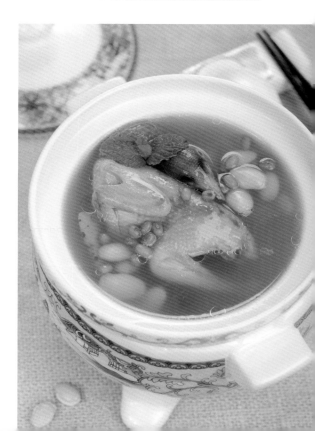

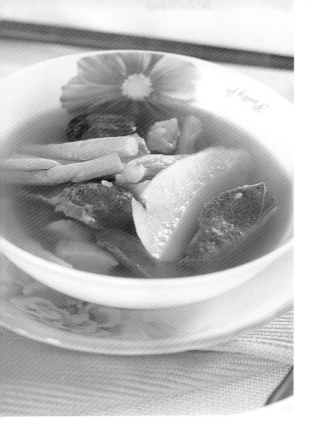

山药猪胰汤

材料

猪胰 200 克，山药 100 克，红枣、党参、生姜各 10 克，葱 15 克，盐 4 克

做法

1. 猪胰洗净，切块；山药洗净，去皮，切块；红枣洗净，去核；生姜洗干净，切片；党参洗净泡透，切段；葱择洗干净，切段。
2. 锅内注入适量清水煮开，放入猪胰，稍煮片刻，捞起沥水。
3. 将猪胰、山药、党参、红枣、生姜片、葱段放入瓦煲内，加水煲 2 个小时，调入盐拌匀即可。

养生功效

　　此汤具有健脾益胃、补益肺肾的功效。适宜脾胃虚弱、倦怠无力、食欲不振、久泻久痢、糖尿病、腹胀、病后虚弱者食用。

山药麦芽鸡胗汤

材料

鸡胗 450 克，山药 100 克，麦芽、蜜枣各 10 克，盐适量

做法

1. 将鸡胗洗净，切成块，汆水备用；将山药洗净，去皮，切成块；将麦芽洗净，浸泡。
2. 锅中放入鸡胗、山药、麦芽、蜜枣，加入清水，加盖以小火慢炖。
3. 1 个小时后揭盖，调入盐稍煮，出锅即可。

养生功效

　　此汤具有行气消食、健脾开胃的功效。适宜糖尿病、腹胀、病后虚弱、慢性肾炎、长期腹泻者，以及食积不化、脘腹胀痛、脾虚食少者食用。痰热哮喘、大便燥结者慎服。

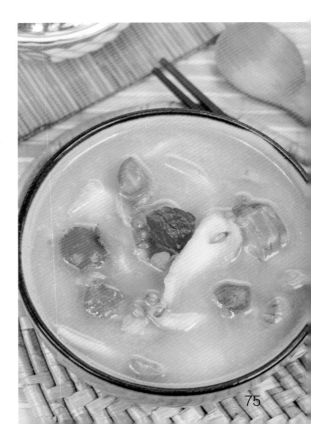

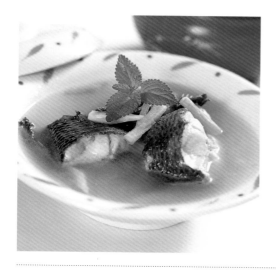

党参生鱼汤

材料

党参 20 克，生鱼块 200 克，胡萝卜 50 克，高汤 200 毫升，生姜片、葱段、香菜各 10 克，料酒、酱油各 10 毫升，盐 3 克，食用油少许

做法

① 党参洗净泡透，切段；胡萝卜洗净，切块。锅中入食用油，将生鱼块煎至金黄后捞出。

② 锅内放食用油烧热，放入生姜片、葱段爆香，再放入煎过的生鱼块、料酒、党参、胡萝卜及高汤、酱油、盐，煮熟，加入香菜即成。

青豆党参排骨汤

材料

党参 25 克，青豆 50 克，猪排骨 100 克，盐适量

做法

① 青豆浸泡，洗净备用；党参浸透后洗净，切段备用。

② 猪排骨洗净，剁块，放入热水中氽烫后捞起，备用。

③ 将青豆、党参、猪排骨放入煲内，加水以小火煮约 1 个小时，再加入盐调味即可食用。

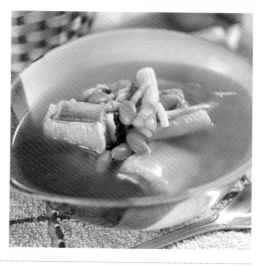

太子参炖猪瘦肉

材料

无花果 20 克，太子参 15 克，猪瘦肉 200 克，盐适量

做法

① 太子参略洗；无花果洗净；猪瘦肉洗净，切片，备用。

② 把无花果、太子参、猪瘦肉放入炖盅内，加滚水适量，盖好盖子，隔水炖约 2 个小时，加盐调味即可食用。

肉豆蔻陈皮鲫鱼羹

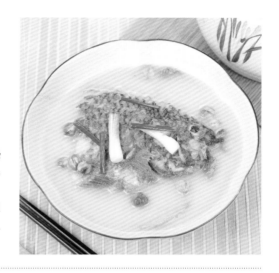

材料

肉豆蔻、陈皮各适量，鲫鱼1条，葱段15克，食用油、盐各适量

做法

❶ 鲫鱼宰杀干净，洗净，斩成两段后放入热油锅煎香，捞起备用；肉豆蔻、陈皮均洗净。

❷ 锅置火上，倒入适量清水，放入煎香的鲫鱼，待水煮开后放入肉豆蔻、陈皮煲至汤汁呈乳白色，加入葱段继续熬煮20分钟，调入盐即可。

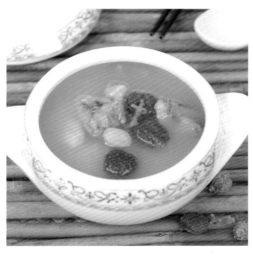

春砂仁花生猪骨汤

材料

春砂仁8克，猪骨250克，花生仁30克，盐适量

做法

❶ 花生仁、春砂仁均洗净，放入水中稍泡；猪骨洗净，斩块。

❷ 锅注清水煮沸，放入猪骨，滚尽猪骨上的血水，捞起洗净。

❸ 将猪骨、花生仁、春砂仁放瓦煲内，注入清水，煲至猪骨熟烂，加盐调味即可。

绿豆陈皮排骨汤

材料

陈皮10克，绿豆60克，猪排骨250克，酱油适量，盐少许

做法

❶ 绿豆淘洗干净，备用；猪排骨洗净切块，汆水；陈皮浸软，刮去瓤，洗净。

❷ 锅中加适量清水，放入陈皮先煲开，再将猪排骨、绿豆放入煮10分钟，改小火再煲3个小时，最后加入适量盐、酱油调味即可食用。

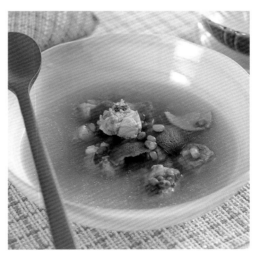

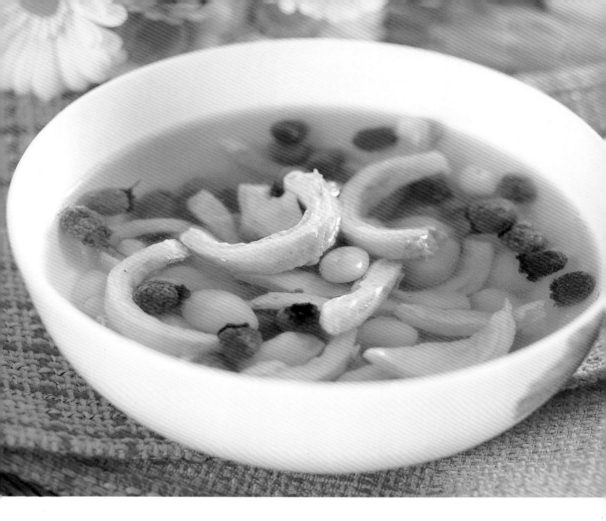

白果煲猪小肚

材料

猪小肚 100 克，扁豆 15 克，白术 10 克，白果 8 克，盐适量

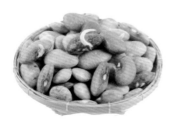

扁豆：健脾、止泻、和中

做法

① 猪小肚洗净，切丝；白果炒熟，去壳。

② 扁豆、白术洗净，装入纱布袋，扎紧袋口。

③ 将猪小肚、白果、纱布袋一起放入砂锅，加适量清水，煮沸后改小火炖煮 1 个小时，捞出纱布袋丢弃，加盐调味即可。

养生功效

　　此汤具有补气健脾、化湿止泻的功效。适宜夜尿过频、肾虚遗尿、小儿遗尿、肾虚遗精、脾虚久泻者食用。

冬瓜瑶柱汤

材料

冬瓜 200 克，瑶柱 20 克，虾 30 克，草菇、生姜各 10 克，盐 5 克，葱花 4 克

做法

❶ 将冬瓜去皮，切片；瑶柱泡发；草菇洗净对切。

❷ 将虾去壳，挑去肠泥；生姜去皮，切片。

❸ 锅上火，爆香生姜片，放入冬瓜片、瑶柱、虾仁、草菇及清水，煮熟，加入盐、葱花即可。

养生功效

此汤可滋阴补虚、利水祛湿。热病口干烦渴、小便不利者宜食；脾胃气虚、腹泻便溏、胃寒疼痛者慎食。

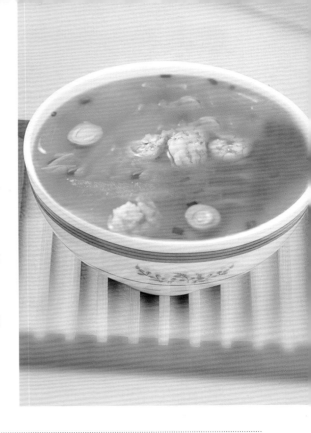

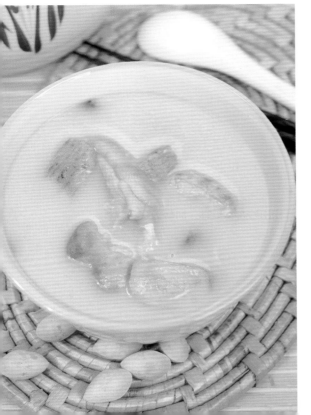

北黄芪猪肚汤

材料

春砂仁 6 克，北黄芪 10 克，猪肚 1 个，淀粉、生姜片、盐各适量

做法

❶ 猪肚洗净，翻转去脏杂，以淀粉抹匀后加清水冲净。

❷ 将洗净的北黄芪、春砂仁放入猪肚内，以线缝合猪肚口。

❸ 将猪肚和生姜片放入炖盅中，加入冷开水，盖上盖子，隔水炖 3 个小时，加入盐调味即可。

养生功效

春砂仁可行气调中、和胃健脾；北黄芪可补中益气；猪肚健脾益胃。此汤具有补气、健脾、益胃的功效。

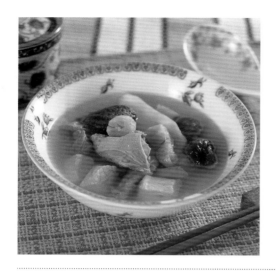

陈皮鸽子汤

材料

陈皮 10 克，山药 30 克，干贝 15 克，猪瘦肉 150 克，鸽子 1 只，蜜枣 8 克，盐适量

做法

❶ 将陈皮、山药、干贝洗净，浸泡备用；将猪瘦肉、蜜枣洗净。

❷ 鸽子去内脏，洗净，斩块，氽水。

❸ 将适量清水放入瓦煲内，煮沸后加入除盐以外的食材，大火煮沸后，改用小火煲 3 个小时，加盐调味即可。

冬瓜竹笋汤

材料

冬瓜 200 克，竹笋 100 克，素肉 30 克，香油 4 毫升，盐适量

做法

❶ 素肉放入清水中浸泡至软化，取出挤干水分，切成块。

❷ 冬瓜洗净，切片；竹笋洗净，切块。

❸ 置锅于火上，加入清水，以大火煮沸，下入素肉、冬瓜、竹笋以小火煮沸，加入香油、盐，待熟后关火。

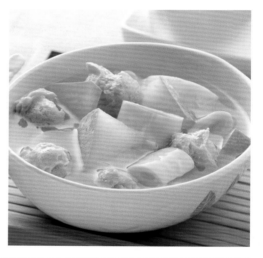

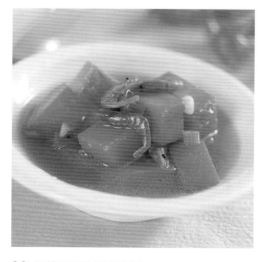

南瓜虾米汤

材料

南瓜 400 克，虾米 20 克，食用油、盐、葱花各适量

做法

❶ 将南瓜洗净，切块。

❷ 食用油入锅烧热后，放入南瓜块稍炒，加盐、葱花、虾米，再炒片刻。

❸ 放入适量清水煮成汤，即可吃瓜喝汤。

党参鳝鱼汤

材料

鳝鱼 200 克，党参 20 克，红枣 10 克，佛手、半夏各 5 克，盐适量

做法

❶ 将鳝鱼去鳞及内脏，洗净切段。

❷ 将党参、红枣、佛手、半夏清洗干净，放碗中备用。

❸ 把党参、红枣、佛手、半夏、鳝鱼段放入锅中，加适量清水，大火煮沸后，转小火煮 1 个小时，调入适量盐即可。

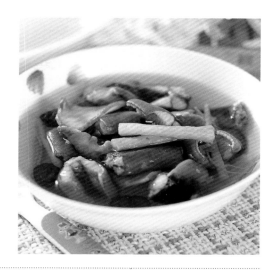

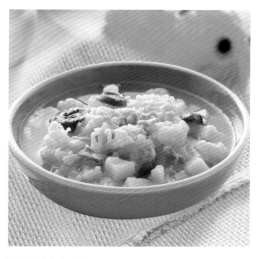

山楂猪瘦肉汤

材料

花菜 200 克，土豆 150 克，猪瘦肉 100 克，山楂 15 克，桂枝、白芍各 10 克，盐适量，黑胡椒粉少许

做法

❶ 将山楂、桂枝、白芍洗净，煎汁备用；花菜洗净，掰小朵；土豆去皮洗净，切小块，猪瘦肉洗净，切小丁。

❷ 花菜、土豆、猪瘦肉放入锅中，倒入药汁煮至土豆变软，加盐、黑胡椒粉煮沸即可。

蒜肚汤

材料

芡实、山药干各 15 克，猪肚 1000 克，大蒜、生姜、盐各适量

做法

❶ 将猪肚清洗干净，去脂膜，切块；大蒜、生姜清洗干净，去皮切片。

❷ 芡实洗净，备用；山药干洗净，润透。

❸ 将除盐外的材料放入锅内，加水煮 2 个小时，至大蒜被煮烂、猪肚熟烂，调入盐即可。

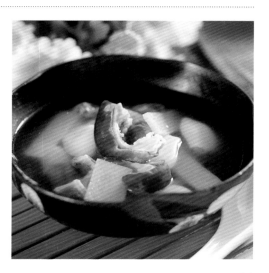

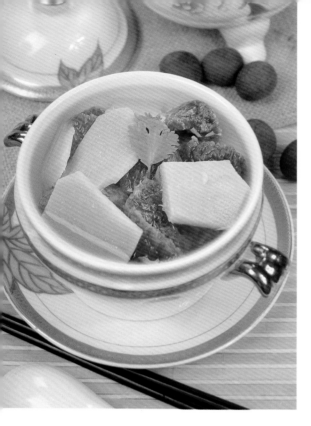

话梅高良姜汤

材料

高良姜 6 克，话梅 50 克，冰糖 8 克，矿泉水适量

做法

1. 将话梅洗净，切成两半；高良姜洗净后，去皮切片。
2. 净锅上火倒入矿泉水，放入话梅、姜片稍煮。
3. 最后调入冰糖煮 25 分钟即可（可按个人喜好增减冰糖的分量）。

养生功效

　　高良姜有温脾胃、祛风寒、行气止痛的作用；话梅可健胃、敛肺、醒脾、祛痰、生津止渴。此汤具有健胃温脾、生津止渴的功效。适宜食欲不振、消化不良、感冒、晕车晕船者食用。阴虚内热及邪热亢盛者、患痔疮者、高血压患者不宜多食。

肚条煲

材料

猪肚 500 克，薏米 300 克，枸杞子 20 克，高汤 200 毫升，生姜、大蒜各 5 克，盐 3 克，食用油适量

做法

1. 猪肚洗净切条，氽水沥干，备用；薏米、枸杞子洗净；生姜、大蒜洗净，切碎，备用。
2. 锅内倒入食用油烧热，加入生姜碎、大蒜碎爆香后，倒入高汤、猪肚、薏米、枸杞子大火煮开，关火。
3. 加入盐调味即可。

养生功效

　　此汤具有健胃补虚、渗湿利水的功效。适宜虚劳羸弱、脾胃虚弱、中气不足、气虚下陷、小儿疳积、腹泻、胃痛者食用。湿热、痰浊内蕴者及感冒者慎食。

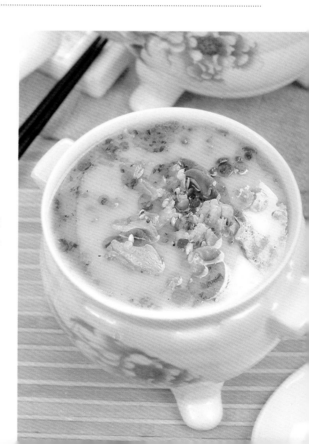

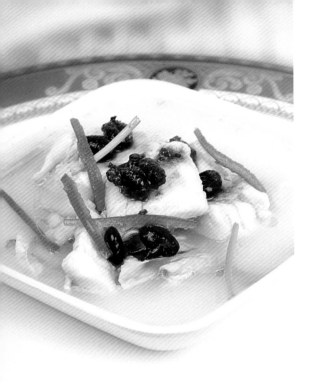

豆豉鲫鱼汤

材料

风味豆豉 150 克，鲫鱼 100 克，高汤适量，盐 5 克，生姜片 3 克，辣椒 2 个

做法

❶ 将豆豉洗净，剁碎；辣椒洗净，切丝；鲫鱼洗净，切块，备用。

❷ 净锅上火倒入高汤，调入盐、生姜片，放入鲫鱼块煮开，去除浮沫，再放入风味豆豉碎、辣椒丝煲至熟即可。

养生功效

　　豆豉能和胃除烦，解腥毒；鲫鱼益气健脾、利水消肿。慢性肾炎性水肿、肝硬化腹水、营养不良性水肿、孕妇产后乳汁缺少、脾胃虚弱、饮食不香、小儿麻疹初期、痔疮出血、慢性久痢等患者适宜食用。

牛奶炖花生

材料

花生仁 50 克，枸杞子 20 克，银耳 30 克，牛奶 1500 毫升，冰糖适量

做法

❶ 将银耳、枸杞子、花生仁洗净。

❷ 锅上火，放入牛奶，加入银耳、枸杞子、花生仁，煮至花生仁烂熟。

❸ 调入冰糖即可。

养生功效

　　花生补脾益胃、养血增乳，具有抗衰老、增强记忆力的作用；枸杞子、银耳养阴；牛奶味甘、性微寒，有生津止渴、补益气血等功效，牛奶中的优质蛋白含量很高，常喝牛奶还可以美容。

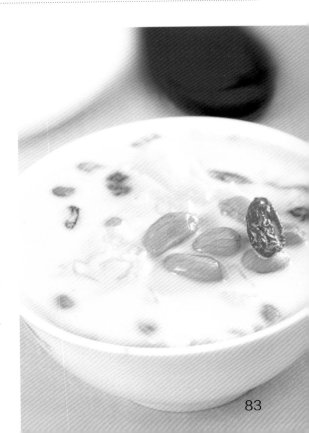

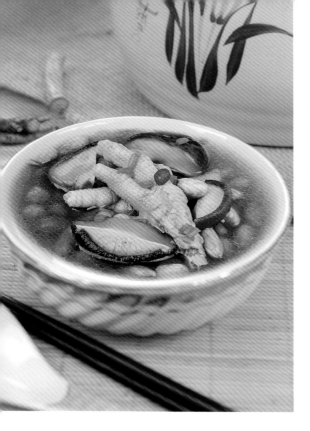

花生香菇鸡爪汤

材料
鸡爪 250 克，花生仁 45 克，香菇 4 朵，盐 4 克，高汤适量，葱花、枸杞子各少许

做法
1. 将鸡爪、枸杞子洗净，备用；花生仁洗净，浸泡，备用；香菇洗净，切片，备用。
2. 净锅上火倒入高汤，放入鸡爪、花生仁、香菇、枸杞子煲至熟后，加入盐、葱花调味即可食用。

养生功效
　　此汤具有养血催乳、健脾益胃的功效。花生仁可增强脾胃功能、化痰止咳、增加乳汁分泌；香菇益胃开胃；鸡爪中含有大量的胶原蛋白，可延缓衰老、滋润皮肤。此汤适宜气虚、贫血、乳汁缺乏者食用。胃寒型慢性胃炎患者、麻疹初发之人慎食。

玉米猪肚汤

材料
猪肚 200 克，玉米 1 个，生姜 5 克，盐适量

做法
1. 猪肚洗净，氽水，备用；生姜去皮，洗净，切片；玉米洗净，切段，备用。
2. 将猪肚、玉米、生姜片放入炖盅内加清水，用中火隔水蒸 2 个小时。
3. 最后放入盐调味即可。

养生功效
　　玉米可开胃益智、调理中气；猪肚可补虚损、健脾胃。此汤具有健脾补虚、防治便秘的功效。高血压、高脂血症、动脉硬化、老年人习惯性便秘、脾胃虚弱、慢性胆囊炎、小便晦浊等患者和爱美人士适宜食用。糖尿病患者不宜食用。

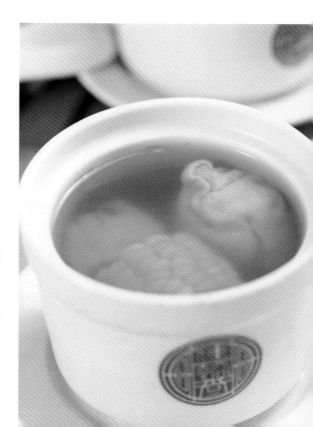

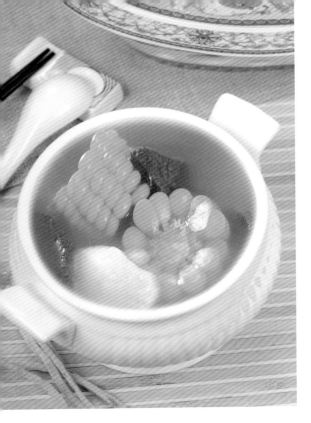

玉米山药猪胰汤

材料

猪胰 200 克，玉米 1 个，山药干、盐各适量

做法

❶ 将猪胰洗净，去脂膜，切件；玉米洗净，切成 2 ~ 3 段。

❷ 将山药干洗净，浸泡 20 分钟。

❸ 把所有洗净的材料放入煲内，加清水适量，大火煮沸后转小火煲 2 个小时，加盐调味即可食用。

养生功效

此汤具有健脾益胃、降糖止渴的功效。糖尿病、高脂血症属脾肾不足者，症见口渴多饮、咽干舌燥、神疲乏力，或便溏、水肿、舌淡苔白、脉弱等人群宜食。脾胃虚弱所致腹胀者不宜食用。

参果炖猪瘦肉

材料

猪瘦肉 25 克，太子参 100 克，无花果 200 克，盐适量

做法

❶ 将太子参略洗，备用；将无花果洗净，备用。

❷ 将猪瘦肉洗净，切片。

❸ 把猪瘦肉、太子参、无花果放入炖盅内，加滚水适量，盖好盖子，隔水炖约 2 个小时，加盐调味即可。

养生功效

此品可益气养血、健胃清肠。适宜脾胃虚弱，症见消化不良、时有泄泻者食用。感冒发热者慎食。

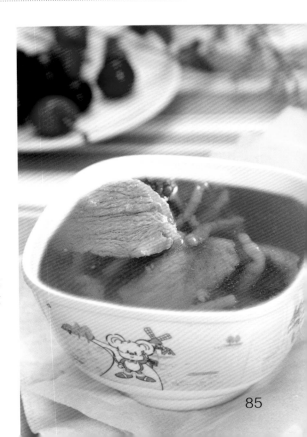

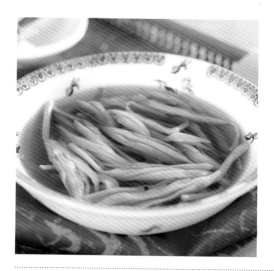

黄花菜马齿苋汤

材料

苍术 20 克，干黄花菜 30 克，马齿苋 50 克

做法

① 将干黄花菜洗净，泡软备用；马齿苋洗净，备用；苍术洗净，备用。

② 先将苍术放入锅中加适量清水煮 10 分钟，再放入黄花菜、马齿苋煮成汤，除去苍术药渣即可食用。

黄连杏仁汤

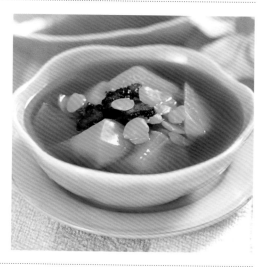

材料

黄连 5 克，杏仁 20 克，白萝卜、盐各适量

做法

① 将黄连用清水洗净，备用；杏仁放入清水中浸泡，去皮备用；白萝卜用清水洗净，切块备用。

② 将白萝卜与杏仁、黄连一起放入碗中，然后将碗移入蒸锅中，隔水蒸。

③ 待白萝卜蒸熟后，加入盐调味即可。

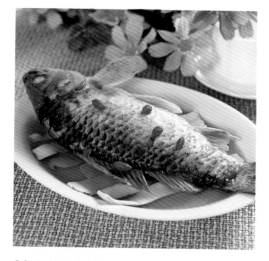

山药大蒜蒸鲫鱼

材料

鲫鱼 350 克，山药 100 克，枸杞子 10 克，生姜片、葱段、大蒜、盐、料酒各适量

做法

① 鲫鱼收拾干净，用料酒、盐腌制 15 分钟；大蒜去皮，洗净，切片；枸杞子洗净。

② 将山药去皮，洗净切片，铺于碗底，将鲫鱼放在山药上。

③ 再放入大蒜、葱段、生姜片、枸杞子，上笼蒸半个小时即可。

白扁豆鸡汤

材料

白扁豆 100 克，莲子 40 克，鸡腿块 300 克，春砂仁 10 克，盐 5 克

做法

❶ 锅内注适量清水，放入洗干净的鸡腿块、莲子，大火煮沸转小火续煮 45 分钟。

❷ 白扁豆洗净，放入锅中与其他材料混合，煮至白扁豆熟软。

❸ 放入春砂仁，搅拌溶化，放入盐调味即可。

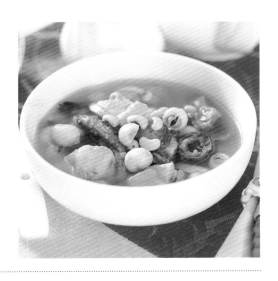

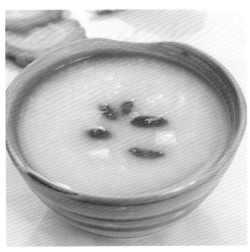

山药枸杞子甜羹

材料

山药 30 克，枸杞子 15 克，大米 80 克，白糖适量

做法

❶ 大米泡发，洗净；山药去皮，洗净，切块；枸杞子泡发，洗净。

❷ 锅内注水，放入大米，用大火煮至米粒绽开后，放入山药、枸杞子。

❸ 改用小火煮至粥成闻见香味时，放入白糖调味即可。

山药炖鸡

材料

山药 250 克，胡萝卜 1 根，鸡腿 200 克，盐 3 克

做法

❶ 鸡腿剁块，放入沸水中汆烫，捞起，冲洗干净备用；山药、胡萝卜削皮，洗净，切块。

❷ 鸡腿肉、胡萝卜先放入锅中，加水盖过食材，以大火煮开后转小火炖 15 分钟。

❸ 续下山药以大火煮沸，改用小火续煮 10 分钟，加盐调味即可。

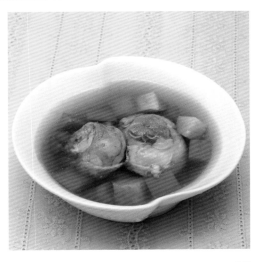

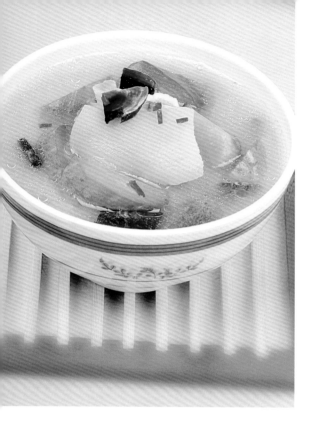

茅根猪蹄汤

材料

猪蹄 1 只，黄瓜 35 克，灵芝 8 克，金银花、茅根各 10 克，盐 4 克，红辣椒 1 个

做法

❶ 将猪蹄洗净，切块，汆水；黄瓜去皮、去籽，洗净，切滚刀块；灵芝洗净，备用；红辣椒洗净，切碎；金银花、茅根洗净，装入纱布袋中，扎紧袋口。

❷ 汤锅上火倒入清水，放入猪蹄、纱布袋、灵芝，调入盐煲至快熟时，放入黄瓜、红辣椒碎即可。

养生功效

此品可清热、利尿、消炎、健脾。适宜血虚者、胃热呕吐者、年老体弱者、腰膝软弱无力者食用。脂肪肝、胆囊炎、胆结石、动脉硬化、高血压患者慎食。

白芍山药鸡汤

材料

莲子、山药各 50 克，鸡肉 40 克，白芍 10 克，枸杞子 5 克，盐适量

做法

❶ 将山药去皮，洗净，切块；莲子洗净，与山药一起放入热水中稍煮，备用；白芍及枸杞子洗净，备用。

❷ 鸡肉洗净，放入沸水中汆去血水，备用。

❸ 锅中加入适量清水，放入山药块、白芍、莲子、鸡肉；水煮沸后，转中火煮至鸡肉熟烂，加枸杞子，调入盐即可食用。

养生功效

此汤可补气健脾、柔肝止痛。适宜脾虚泄泻、肾虚遗精、肝郁胁痛、带下及小便频繁者食用。

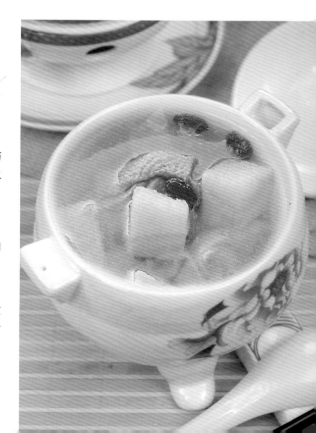

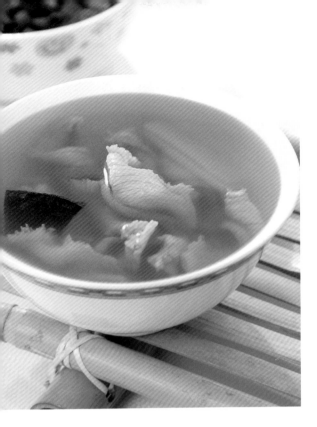

牛肚汤

材料
牛肚1000克，鲜荷叶半张，白术、黄芪、升麻、神曲各10克，生姜片5克，桂皮8克，茴香、胡椒粉、料酒、盐、醋各适量

做法
1. 将鲜荷叶垫于锅底，放入洗净的牛肚和白术、黄芪、升麻、神曲，加清水煮沸后转中火炖半个小时，取出牛肚切小块后复入砂锅，加料酒、茴香、生姜片和桂皮，小火煨2个小时。
2. 再加胡椒粉、盐、醋继续煨2～3个小时，直至牛肚烂熟即可。

养生功效
此汤可升阳举陷、健脾补胃。适宜病后虚羸、气血不足、营养不良、脾胃虚弱者食用。

白术茯苓田鸡汤

材料
白术、茯苓各15克，芡实20克，田鸡4只，白扁豆30克，盐5克

做法
1. 白术、茯苓洗净放入砂锅，加清水，小火煲半个小时，去渣取药汁。
2. 田鸡宰洗净，去皮斩块；芡实、白扁豆洗净，放入砂锅，加入适量清水，大火煮开转小火炖20分钟，放入田鸡续炖。
3. 加盐与药汁，煲至熟烂即可。

养生功效
此品可健脾益气、利水消肿。适宜湿盛泄泻、脾胃虚弱者食用。胃胀腹胀、气滞胀闷者慎食。

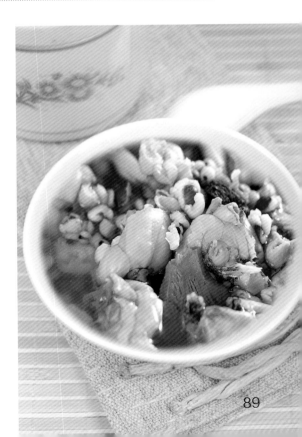

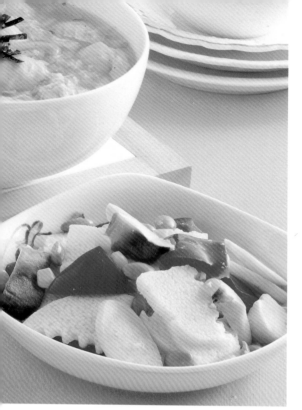

鸡内金山药炒甜椒

材料

山药150克，鸡内金、天花粉各10克，红甜椒、香菇、玉米粒、毛豆仁、食用油、盐各适量

做法

1. 鸡内金、天花粉放入纱布袋，封紧袋口，将纱布袋和清水置入锅中，煮沸，约3分钟后关火，滤取药汁备用。

2. 将山药去皮洗净，切薄片；红甜椒洗净，去蒂头和籽，切片；香菇洗净，切片；炒锅倒入食用油加热，放入山药片、红甜椒片、香菇片、玉米粒、毛豆仁翻炒2分钟。

3. 倒入药汁，盖上锅盖以大火焖煮约2分钟，打开锅盖加入盐调味，拌匀即可食用。

养生功效

此品可开胃消食。适宜脾胃气虚引起的食积腹胀、食欲不振者食用。脾虚无食积者慎食。

薏米银耳补血汤

材料

薏米、桂圆肉、红枣、枸杞子、银耳各适量，红糖6克，莲子少许

做法

1. 将薏米、莲子、桂圆肉、红枣、枸杞子洗净，用清水浸泡备用；银耳泡发，洗净，撕成小朵，备用。

2. 汤锅上火倒入清水，放入薏米、水发银耳、莲子、桂圆肉、红枣、枸杞子煲至熟。

3. 最后调入红糖搅匀即可。

养生功效

此汤具有健脾益胃、益气补血的功效。常食能护肤养颜、滋补生津，可辅助治疗脾胃虚弱、肺胃阴虚等症。适宜脾胃虚弱、面色姜黄、皮肤粗糙者食用。怀孕早期妇女、尿多者、外感风寒者慎食。

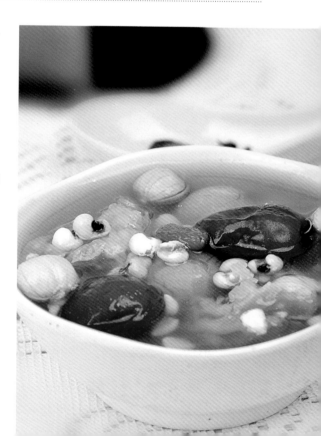

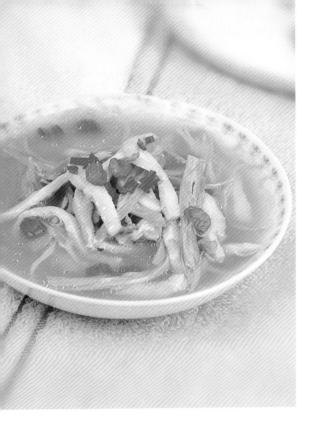

腐竹猪肚汤

材料

熟猪肚 100 克，水发腐竹 50 克，食用油 25 毫升，香油 4 毫升，生姜末、葱花、红椒丝各 5 克，盐 4 克

做法

1 将熟猪肚切成丝；水发腐竹洗净，切成丝备用。

2 净锅上火倒入食用油，将生姜末、葱花、红椒丝炝香，放入熟猪肚丝、水发腐竹丝煸炒，再倒入清水，调入盐煮沸，淋入香油即可食用。

养生功效

　　此汤具有补脾健胃的功效。脾虚腹泻者、虚劳瘦弱者、小儿疳积患者适宜食用。肾功能不全者、痛风患者、肾炎患者以及正在服用优降灵、四环素等药物的人慎食。

胡萝卜煲牛肉

材料

酱牛肉 250 克，胡萝卜 100 克，葱花 10 克，高汤适量

做法

1 将酱牛肉洗净、切块；胡萝卜去皮、洗净，切块备用。

2 净锅上火倒入高汤，放入酱牛肉、胡萝卜煲至熟，撒上葱花即可。

养生功效

　　胡萝卜具有补肝明目、健脾消食的作用；牛肉具有补中益气、健补脾胃、强健筋骨、化痰息风、止渴止涎的功效。此汤具有补脾益胃、补肝明目的功效。适宜高血压、冠心病、血管硬化和糖尿病患者食用，老年人、儿童及身体虚弱者也可食用。内热者以及皮肤病患者慎食。

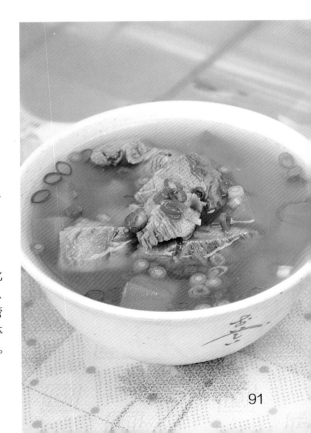

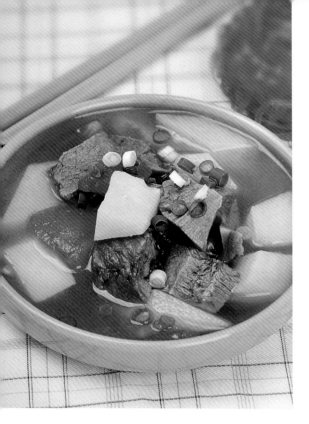

家常牛肉煲

材料

酱牛肉 200 克，西红柿 150 克，土豆 100 克，高汤适量，盐少许，葱花 5 克

做法

❶ 将酱牛肉、西红柿、土豆收拾干净，均切块备用。

❷ 净锅上火倒入高汤，放入酱牛肉块、西红柿块、土豆块，调入盐煲至食材熟时，撒入葱花即可。

养生功效

牛肉可补中益气、强健筋骨、健补脾胃；西红柿可生津止渴、健胃消食；土豆可通利大便。此汤适宜老年人、脾胃虚弱者、免疫力低下者食用。糖尿病患者、腹胀者，以及急性肠炎、细菌性痢疾、消化性溃疡活动期患者慎食。

蘑菇豆腐鲫鱼汤

材料

豆腐 175 克，鲫鱼 1 条，蘑菇 45 克，清汤适量，盐 4 克，香油 5 毫升，葱段 5 克

做法

❶ 豆腐洗净，切块；鲫鱼收拾干净，切块；蘑菇洗净，切块备用。

❷ 锅内倒入清汤，调入盐，放入鲫鱼、豆腐、蘑菇煮开，煲至食材熟时，淋入香油，撒上葱段即可。

养生功效

鲫鱼可健脾胃、消水肿、补体虚；豆腐可补中益气、清热润燥、生津止渴、通利肠道。此汤具有健脾开胃的功效。适宜产后乳汁缺少、脾胃虚弱、饮食不香、小儿麻疹初期、痔疮出血、慢性久痢等患者食用。肾病患者、感冒患者、高脂血症患者慎食。

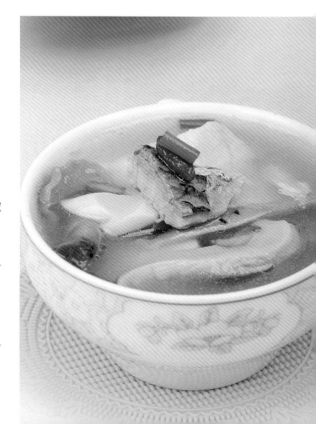

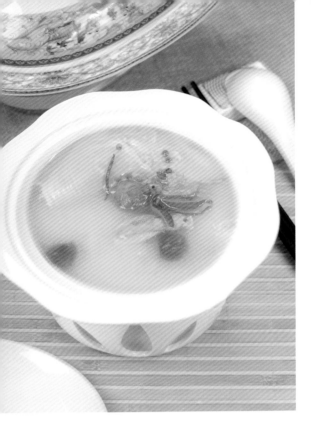

胡椒猪肚汤

材料

猪肚 1 个，蜜枣 5 颗，胡椒 15 克，盐、淀粉、枸杞子各适量

做法

❶ 猪肚加盐、淀粉搓洗，用清水漂洗干净。

❷ 将洗净的猪肚入沸水中氽烫，刮去白膜后捞出，将胡椒放入猪肚中，以线缝合。

❸ 将猪肚放入砂锅中，加入蜜枣、枸杞子，再加入适量清水，大火煮沸后改小火煮 2 个小时，取出猪肚拆去线，加盐调味即可。

养生功效

　　胡椒可暖胃健脾；猪肚能健脾益气、开胃消食，两者合用，可增强食欲。蜜枣有健脾、益胃、补血、消食的作用，是老少皆宜的理想保健食品，但蜜枣含糖量较高，不宜过多食用。

西红柿蘑菇排骨汤

材料

猪排骨 600 克，鲜蘑菇、西红柿各 120 克，料酒 12 毫升，盐、味精各适量

做法

❶ 排骨洗净，剁成块，加适量料酒、盐，腌制 15 分钟；蘑菇洗净，切片；西红柿洗净，切片，备用。

❷ 锅中加适量水，用大火加热，水煮沸后放入排骨，去浮沫，加料酒，待汤煮开后，改用小火煮 30 分钟。

❸ 加入蘑菇片再煮至排骨熟烂，加入西红柿片和盐，煮开后再加入味精即可。

养生功效

　　此汤具有健脾和胃、益气生津的功效，还富含钙质，对青少年的骨骼生长大有益处，同时还能增强人体免疫力。

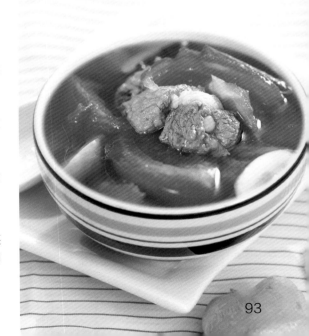

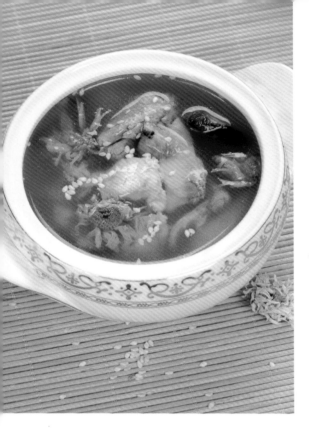

茯苓猪瘦肉汤

材料

猪瘦肉 400 克，茯苓 10 克，菊花、白芝麻各少许，盐 5 克

做法

❶ 将猪瘦肉清洗干净，切块；茯苓清洗干净，切片；菊花、白芝麻清洗干净。

❷ 将猪瘦肉放入煮锅中汆水，捞出备用。

❸ 将猪瘦肉、茯苓、菊花放入炖锅中，加入适量清水，炖 2 个小时，调入盐，撒上白芝麻关火，加盖闷一下即可。

养生功效

　　此汤可滋阴润燥、补益虚损、利水渗湿，对水肿、目赤火旺、热病伤津、便秘、燥咳等症有食疗作用。适宜水肿尿少者、头痛目赤者、痰饮眩悸者食用。

南瓜薏米粥

材料

南瓜 40 克，薏米 20 克，大米 70 克，盐 2 克，葱花 8 克

做法

❶ 大米、薏米均泡发洗净；南瓜去皮、去籽洗净，切丁。

❷ 锅置火上，倒入清水，放入大米、薏米，以大火煮开。

❸ 加入南瓜丁煮至粥呈浓稠状，调入盐拌匀，撒上葱花即可。

养生功效

　　南瓜可补中益气、消炎止痛；薏米可利水消肿、健脾祛湿、舒筋除痹、清热排脓。此粥具有降糖止渴、健脾祛湿的功效。适宜脾胃虚弱者、泄泻者、水肿患者、肺痈患者食用。怀孕早期妇女、尿多者不宜食用。

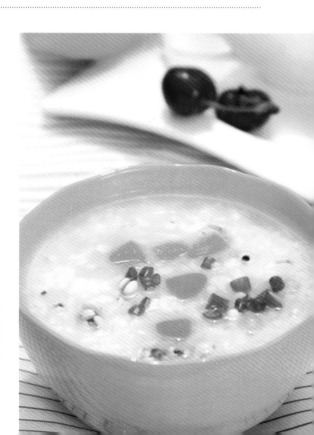

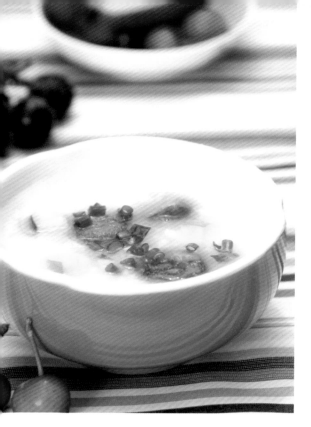

山楂苹果大米粥

材料

山楂干 15 克，苹果 50 克，大米 100 克，冰糖 5 克，葱花少许

做法

❶ 大米淘洗干净，用清水浸泡；苹果洗净切小块；山楂干用温水稍泡后洗净，备用。

❷ 锅置火上，放入大米，加适量清水煮至八成熟。

❸ 再放入苹果块、山楂干煮至米粒开花，放入冰糖熬溶后调匀，撒上葱花即可。

养生功效

　　山楂消食化积、行气散淤；苹果能生津止渴、健脾止泻。此粥具有益气和胃、消食化积的功效。适宜贫血患者、维生素 C 缺乏者、食欲低下者食用。胃寒患者、糖尿病患者、孕妇慎食。

糯米莲子粥

材料

莲子 30 克，糯米 100 克，红辣椒 1 个，蜂蜜少许

做法

❶ 将糯米、莲子洗干净后，用清水浸泡 1 个小时；红辣椒洗净，切碎。

❷ 把糯米、莲子放入锅内，加适量清水，置火上煮。

❸ 煮至莲子熟后，放入红辣椒末稍煮，再放入蜂蜜调匀即可。

养生功效

　　糯米可补中益气、健脾养胃、止虚汗；莲子可清心安神、补脾止泻。此粥具有健脾止泻、开胃消食的功效。适宜体倦无力、食少便溏、血虚萎黄、夜寐多梦、遗精淋浊、崩漏带下诸症患者食用。

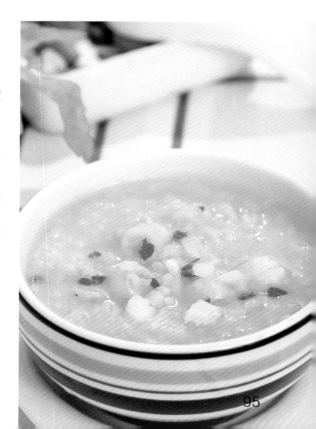

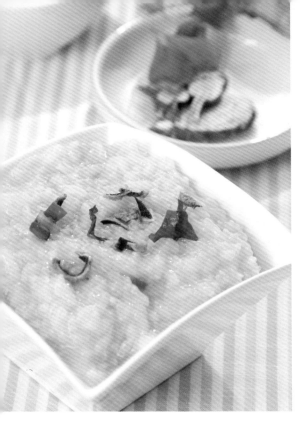

陈皮白术粥

材料

陈皮、白术各适量，大米100克，盐、葱花各4克

做法

❶ 大米泡发洗净；陈皮洗净，切丝；白术洗净，加清水煮好，取汁待用。

❷ 锅置火上，倒入熬好的白术汁，放入大米，以大火煮开。

❸ 加入陈皮，再以小火煮至浓稠状，调入盐、葱花拌匀即可。

养生功效

　　此粥具有健脾益气、渗湿利水的功效。适宜脾虚食少、腹胀泄泻、痰饮眩悸、水肿、自汗者食用。高热、阴虚火盛、津液不足、口干舌燥、烦渴、小便短赤、湿热下痢、肺热咳嗽等患者慎食。

白术猪肚粥

材料

白术12克，升麻10克，猪肚100克，大米80克，盐3克，鸡精2克，葱花5克

做法

❶ 大米淘净，浸泡半个小时，捞起沥干水分，备用；猪肚洗净，切成细条，备用；白术、升麻洗净，备用。

❷ 大米放入锅中，加入适量清水，大火煮沸，放入猪肚条、白术、升麻，转中火熬煮。

❸ 待米粒开花，改小火熬煮至粥浓稠，加盐、鸡精调味，撒上葱花即可。

养生功效

　　此粥具有补脾益气、健胃消食的功效。适宜脾胃虚弱、自汗盗汗、小儿流涎、倦怠无力者食用。阴虚燥渴、胃胀腹胀、气滞胀闷者不宜食用。

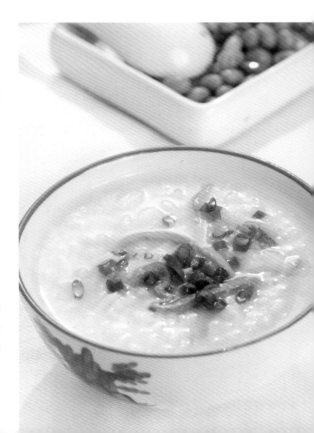

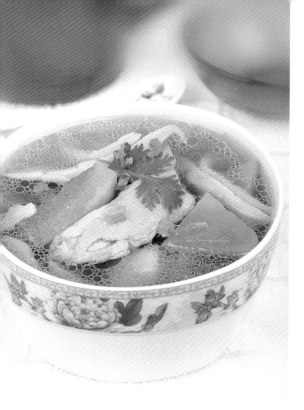

西瓜翠衣煲

材料

鸡肉 400 克，西瓜皮 200 克，鲜蘑菇 40 克，花生油适量，盐 4 克，葱花、生姜丝各 4 克，胡椒粉 3 克

做法

❶ 将鸡肉洗净剁成块，氽水备用；西瓜皮洗净去除硬皮以及内瓤，切块；鲜蘑菇洗净撕成条。

❷ 净锅上火倒入花生油，将葱花、生姜丝爆香，放入鸡肉块煸炒，再放入西瓜皮块、鲜蘑菇条，炒 2 分钟，调入盐、胡椒粉至熟即可。

养生功效

此品可清热利尿、生津解渴。适宜暑热烦渴、小便短赤、水肿、口舌生疮者食用。中寒湿盛者不宜食用。

高良姜山楂粥

材料

高良姜 26 克，大米 90 克，山楂 30 克，枸杞叶少许，盐 2 克

做法

❶ 大米泡发，洗净；高良姜洗净，切片；山楂洗净，切片；枸杞叶洗净。

❷ 锅置火上，注清水后，放入大米、高良姜片、山楂片，用大火煮至米粒开花。

❸ 放入枸杞叶，改用小火煮至粥成，加入盐调味即成。

养生功效

高良姜温胃散寒、消食止痛；山楂开胃消食、化淤止痛。此粥具有温胃、消积、祛淤的功效。适宜月经不调、产后淤血腹痛、胃肠受寒、肥胖者食用。糖尿病患者、胃酸过多者、孕妇不宜食用。

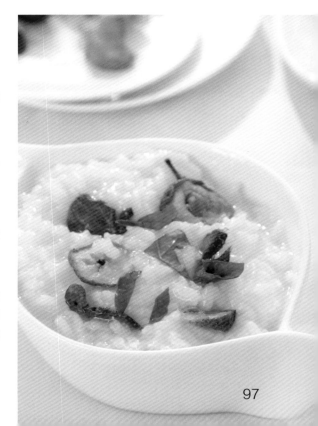

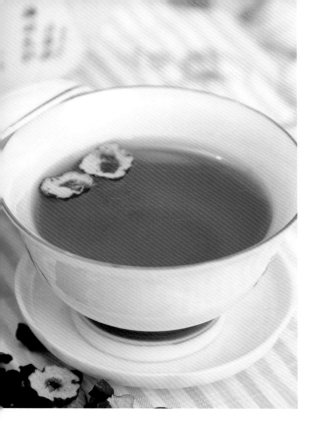

山楂五味子茶

材料

山楂 50 克，五味子 30 克，白糖少许

做法

1. 将山楂、五味子洗净，放入锅里。
2. 加入适量清水，煎煮 10 分钟。煎两次，取汁混匀。
3. 调入白糖搅拌至溶化即可饮用。

养生功效

此茶具有健脾开胃、养心安神、消食化积等功效。适宜胸膈痞满、疝气、血淤、闭经者饮用。脾胃虚弱者慎服。

洋葱汁

材料

山楂 10 克，洋葱 70 克，草莓 50 克，柠檬15 克

做法

1. 将洋葱洗净，切成细丝；草莓去蒂，洗净备用。
2. 将柠檬洗净，切片；山楂洗净，切开，去核，备用。
3. 将洋葱丝、山楂、柠檬片、草莓倒入搅拌机内搅打成汁即可。

养生功效

此饮品具有发汗解表、健脾消食、生津止渴、美白养颜等功效。洋葱具有发散风寒的作用，能抵御流感病毒，有较强的杀菌作用。有皮肤瘙痒、胃病的患者少吃洋葱。

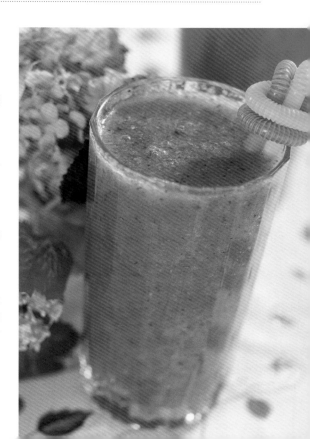

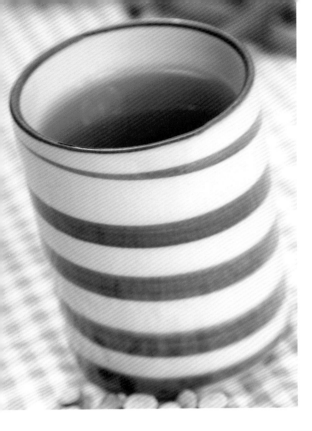

甘草茶

材料
甘草 10 克，紫苏叶 5 克，蜂蜜少许

做法
1. 将甘草、紫苏叶洗净，备用。
2. 锅中加水 1000 毫升，放入甘草和紫苏叶，煮开后以小火再煮 20 分钟。
3. 滤渣后再加入蜂蜜调匀即可饮用。

养生功效
　　此茶具有解表散寒、温暖脾胃、止咳化痰等功效。适宜脾胃虚弱、倦怠乏力、心悸气短、咳嗽痰多、脘腹和四肢挛急疼痛者饮用。甘草有类似雌激素的作用，孕妇服用甘草可能导致早产。

薏米茶

材料
炒薏米 10 克，鲜荷叶、山楂各 5 克，冰糖、枸杞子各适量

做法
1. 将炒薏米、鲜荷叶、山楂、枸杞子分别洗净，备用。
2. 将锅放火上，加适量清水，煮沸，先炒薏米、山楂，煮 20 分钟。
3. 再放入鲜荷叶、枸杞子煮开；加入冰糖调匀即可。

养生功效
　　本品具有健脾化湿、活血祛淤、利尿排毒等功效。适宜脾虚泄泻，如大便时溏时泻，稍进油腻之食加重，甚则完谷不化，伴有饮食不馨、脘腹胀闷、面色萎黄、神倦乏力、舌淡苔白者食用。

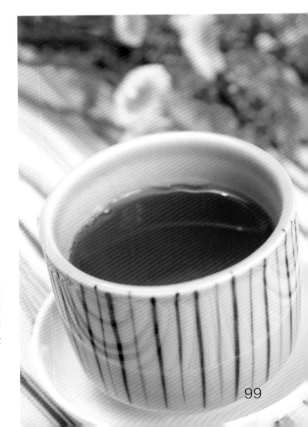

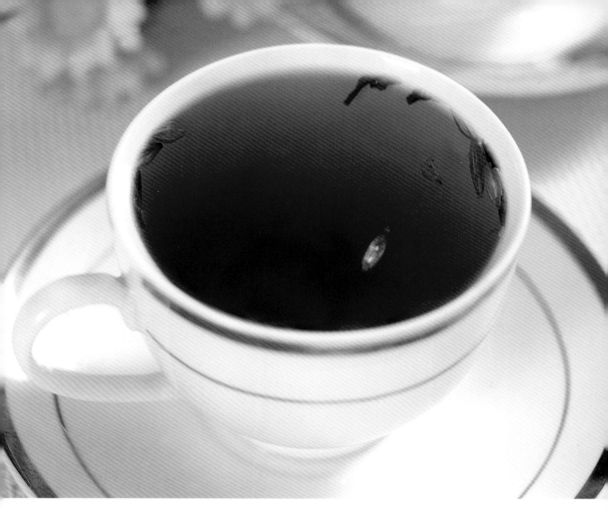

麦芽山楂饮

材料

炒麦芽 10 克，炒山楂 10 克，红糖适量

做法

❶ 取炒麦芽、炒山楂放入锅中，加 300 毫升清水煮。

❷ 煮 15 分钟后加入红糖稍煮，滤渣取汁即可。

养生功效

　　炒麦芽善消食、除积滞；山楂解肉食油腻，行积滞。二药合用，既消食又开胃，且味酸甜美，儿童乐于饮用。适宜儿童、老年人、感冒者、食欲不振者、儿童缺铁性贫血者、消化道癌症患者、高脂血症患者、高血压患者、冠心病患者、消化不良者，血淤型痛经患者饮用。痰热哮喘者、孕妇、哺乳期妇女不宜饮用。

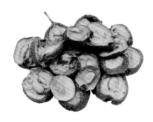

山楂：健胃消食、行气散淤

太子参浮小麦茶

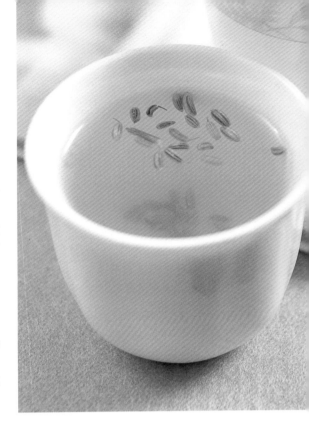

材料

浮小麦 30 克，太子参 15 克，黄芪 8 克，玉竹 6 克，冰糖适量

做法

❶ 将太子参、黄芪、浮小麦、玉竹分别用清水漂洗干净，备用。

❷ 净锅置火上，加清水适量，大火煮开，放入太子参、黄芪、浮小麦、玉竹煮沸后转小火煮半个小时即可关火，滤去药渣，留汁，再加入冰糖即可。

养生功效

此茶适合气虚自汗、盗汗者，五心潮热者，脾虚食欲不振者，便溏久泻者，气虚内脏下垂者，抵抗力差易感冒者，更年期综合征患者，糖尿病患者（不加冰糖）饮用。风寒感冒未愈者不宜饮用。

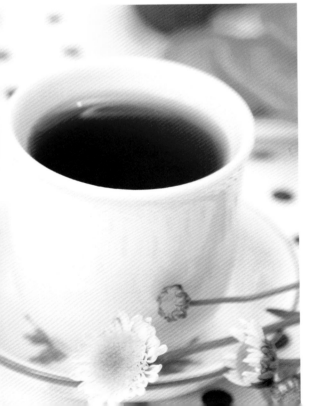

薏米红枣茶

材料

薏米 50 克，红枣 25 克，绿茶 2 克

做法

❶ 将绿茶用沸水冲泡，备用；红枣洗净，去核备用。

❷ 把薏米与红枣混合，放入锅中，注入适量清水一起煮至软烂，放入绿茶汁，再一起煮 3 分钟，待稍凉即可饮用。

养生功效

此茶具有健脾渗湿、益气养血的功效。常饮可以保持皮肤光泽细腻，可消除粉刺、雀斑、老年斑、妊娠斑、蝴蝶斑，对脱屑、痤疮、皲裂、皮肤粗糙等都有良好疗效。适宜水肿者、贫血者、脾胃虚弱者、面色姜黄者、肿瘤患者，以及放疗、化疗而致骨髓抑制不良反应者饮用。便秘、尿多者以及怀孕早期的妇女不宜饮用。

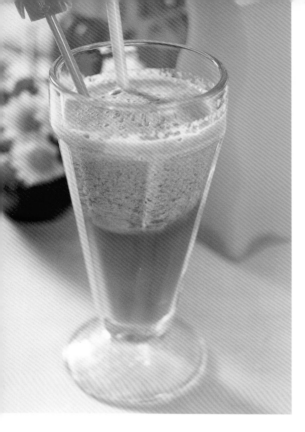

苹果番荔枝汁

材料

苹果 1 个，番荔枝 2 个，蜂蜜适量

做法

❶ 将苹果清洗干净，去皮，去核，切成小块，备用。

❷ 将番荔枝去壳，去籽，备用。

❸ 将苹果块、番荔枝放入搅拌机中，加入适量冷开水，再加入蜂蜜，搅拌 30 秒即可。

养生功效

此饮品具有涩肠止泻、健胃生津的功效。由于番荔枝性甘温而涩，且含有鞣质，因此不要与乳制品或高蛋白的食品一起食用，以免生成不易消化的物质。

麦芽茶

材料

炒麦芽 6 克，山楂 5 克，沸水适量

做法

❶ 将炒麦芽、山楂洗净，放入杯中，冲入沸水后加盖闷泡 10 分钟。

❷ 滤去炒麦芽、山楂渣，等茶水稍温后即可饮用。

❸ 可反复冲泡至茶味渐淡。

养生功效

此茶具有行气健脾、开胃消食的作用，可用于食积胃胀等症。适宜肝病、食欲不振、伤食后胃满腹胀者以及妇女回乳时乳房胀痛时饮用。怀孕者不宜多服。

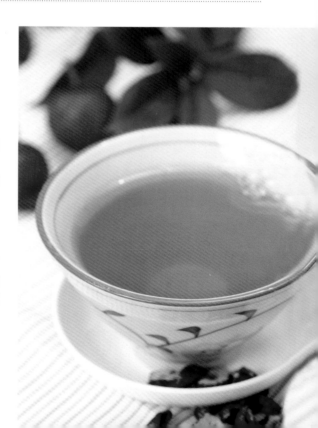

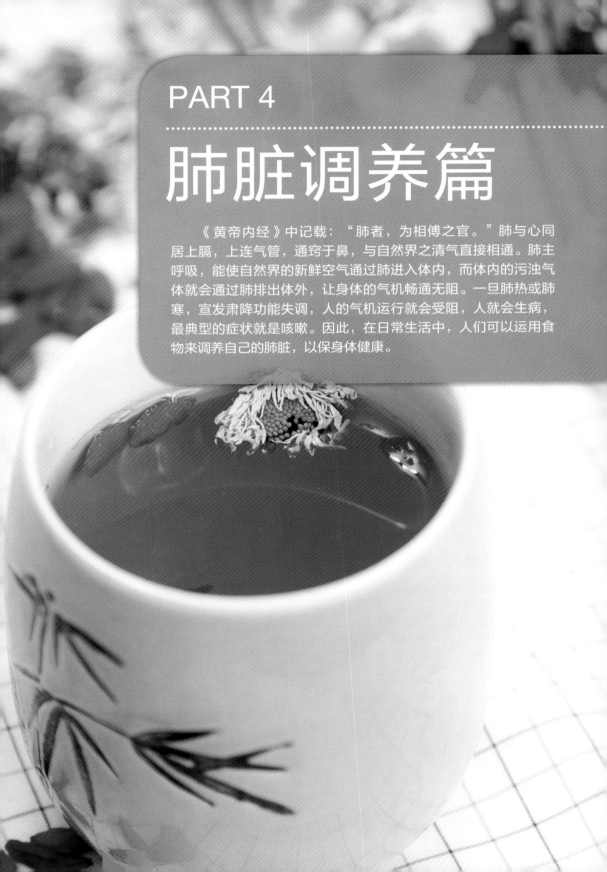

PART 4

肺脏调养篇

　　《黄帝内经》中记载："肺者，为相傅之官。"肺与心同居上膈，上连气管，通窍于鼻，与自然界之清气直接相通。肺主呼吸，能使自然界的新鲜空气通过肺进入体内，而体内的污浊气体就会通过肺排出体外，让身体的气机畅通无阻。一旦肺热或肺寒，宣发肃降功能失调，人的气机运行就会受阻，人就会生病，最典型的症状就是咳嗽。因此，在日常生活中，人们可以运用食物来调养自己的肺脏，以保身体健康。

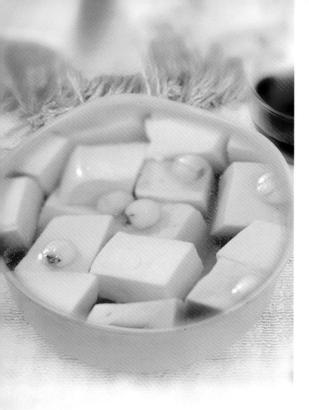

川贝母炖豆腐

材料

豆腐 300 克，川贝母 10 克，冰糖适量

做法

❶ 川贝母打碎或研成粗米粒状；冰糖打成粉碎，备用。

❷ 豆腐放炖盅内，再放入川贝母、冰糖，盖好盖子，隔滚水小火炖约 1 个小时，喝汤食豆腐及川贝母。

养生功效

　　豆腐能宽中益气、调和脾胃；川贝母可润肺止咳、清热化痰。此汤具有润肺化痰、清热润燥的功效。适宜咽喉炎、慢性支气管炎、肺结核、小儿百日咳等属于燥热伤肺者。脾胃虚弱者、腹泻者不宜食用此品。

银耳百合汤

材料

白果 40 克，水发百合 15 克，银耳 20 克，枸杞子 3 克，冰糖 10 克

做法

❶ 将白果、枸杞子洗净；银耳泡发洗净，撕成小朵；水发百合洗净，备用。

❷ 净锅上火倒入清水煮开，放入白果、银耳、水发百合、枸杞子，调入冰糖煲至熟即可。

养生功效

　　白果可敛肺定喘、止带缩尿；百合可清火、润肺、安神；银耳可滋阴润肺、美容护肤。此汤具有滋阴润肺的功效。适宜肺热咳嗽、肺燥干咳、妇女月经不调、胃炎、大便秘结、肺痨久嗽、咳唾痰血、心悸怔忡、失眠多梦、烦躁不安者食用。

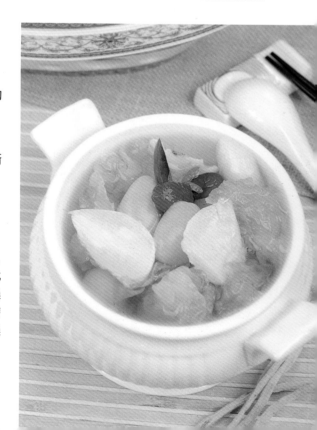

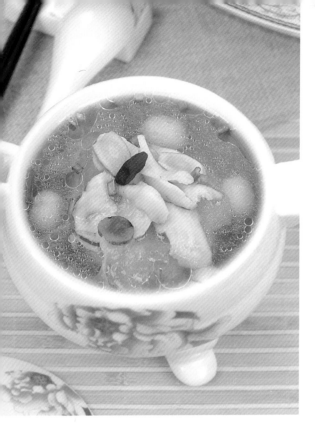

百合沙参汤

材料

水发百合 15 克，水发莲子 30 克，沙参 1 条，枸杞子 5 克，葱花、冰糖、矿泉水各适量

做法

❶ 将水发百合、水发莲子洗净，备用。

❷ 沙参用温水清洗，备用。

❸ 净锅上火，倒入矿泉水，放入冰糖，再放入沙参、水发莲子、水发百合、枸杞子煲至熟，撒上葱花即可。

养生功效

百合可清火润肺、养心安神；莲子可清心安神、补脾止泻；沙参可清热养阴、润肺止咳。此汤可养阴润肺、滋阴补脾。体虚肺弱、慢性支气管炎、肺气肿、肺结核、支气管扩张者，咳嗽者，睡眠不宁者适宜食用。便秘、消化不良、腹胀者慎食。

沙参煲猪肺

材料

猪肺 300 克，沙参片 12 克，桔梗 10 克，盐 5 克

做法

❶ 将猪肺洗净，切块；锅至火上，注入适量的清水，以大火煮沸，将猪肺放入沸水中氽烫一下。

❷ 沙参片、桔梗分别用清水洗净，备用。

❸ 净锅上火倒入清水，调入盐，放入猪肺、沙参片、桔梗煲至熟即可。

养生功效

沙参能清热养阴、润肺止咳；桔梗可宣肺祛痰、利咽排脓；猪肺可补虚、止咳。此品具有滋阴润肺、益气补虚的功效。适宜咳痰量少，肺气虚弱的恢复期肺脓肿患者食用。风寒咳嗽及肺胃虚寒者不宜食用。

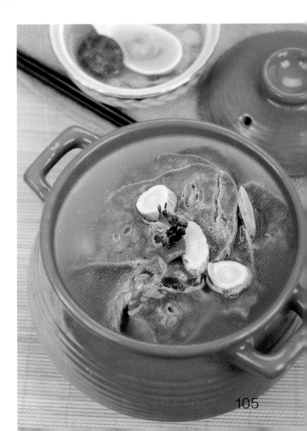

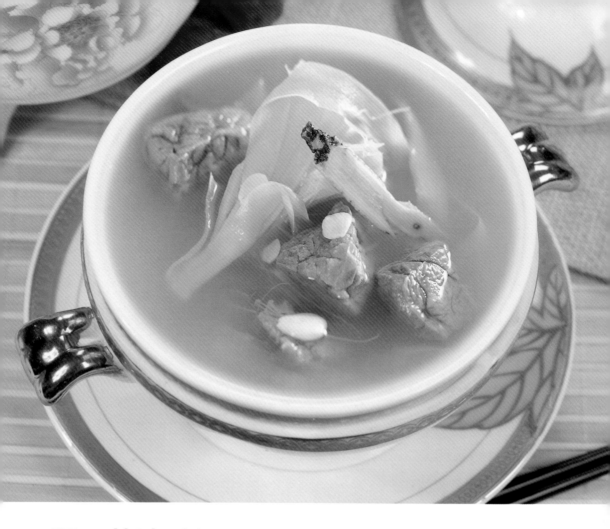

霸王花猪肺汤

材料

霸王花 50 克，猪肺 750 克，猪瘦肉 300 克，红枣 10 克，杏仁 10 克，生姜片、盐各适量

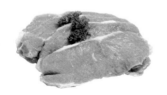

猪瘦肉：滋阴润燥、补精填髓

做法

1. 霸王花浸泡洗净；红枣洗净；猪肺注水，挤压直至血水去尽，猪肺变白，切成块状；猪瘦肉洗净，切块；猪肺、猪瘦肉汆水；炒锅放入生姜片、猪肺干爆 5 分钟。

2. 瓦煲内注清水，煮沸后加入霸王花、红枣、猪肺、猪瘦肉、杏仁，大火煲滚后，改用小火煲 3 个小时，加盐调味即可。

养生功效

此汤具有化痰、止咳、润肺的功效。适宜咳嗽多痰者，以及脑动脉硬化、肺结核、支气管炎、颈淋巴结核、腮腺炎、心血管疾病患者食用。感冒发热者、脾胃虚寒者慎食。

玉参焖鸭

材料

玉竹5克，沙参5克，老鸭1只，葱花、生姜、盐各适量

做法

1. 将老鸭洗净，斩块，放入锅内；生姜洗净去皮切片。
2. 在装有老鸭的锅中放入沙参、玉竹、生姜片，加适量清水，先用大火煮沸。
3. 转用小火焖煮1个小时后加盐调味，撒上葱花即可。

养生功效

　　玉竹可养阴润燥、除烦止渴；沙参可养阴清肺、益胃生津；老鸭清热健脾、滋阴润肺。此品具有补肺滋阴、益胃生津的功效。适宜肺阴虚的咳喘、糖尿病，以及胃阴虚的慢性胃炎、津亏肠燥引起的大便秘结者食用。

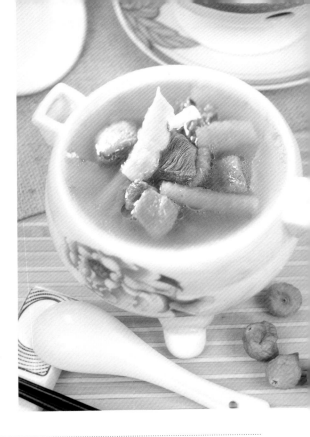

川贝母炖梨

材料

川贝母10克，雪梨1个，冰糖20克

做法

1. 雪梨削皮去核，切块备用。
2. 净锅置火上，放入500毫升清水，将川贝母、冰糖、梨一起放入盅内，加水至七分满，放入锅内，隔水炖30分钟即可。

养生功效

　　川贝母可润肺、止咳、化痰；梨含钙、磷、铁等矿物质和多种维生素等，具有降低血压、养阴清热的功效。本品美味香甜，具有非常好的清热润肺、排毒养颜效果，不仅能止咳化痰，还能滋润肌肤，让肌肤光泽润滑。

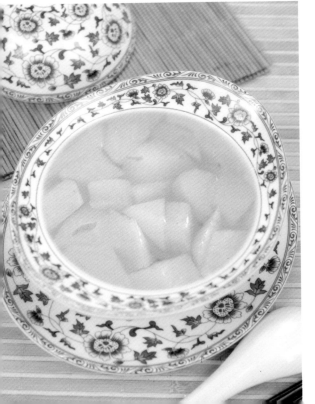

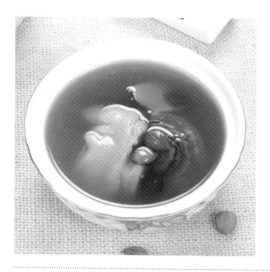

罗汉果杏仁猪蹄汤

材料

猪蹄 100 克，杏仁、罗汉果各适量，生姜片 5 克，盐 3 克

做法

❶ 将猪蹄洗净，切块；杏仁、罗汉果均洗净。

❷ 锅里加清水煮开，将猪蹄放入锅中去尽血渍，捞出洗净。

❸ 把生姜片放进砂锅中，注入清水煮开，放入杏仁、罗汉果、猪蹄块，大火烧沸后转用小火煲炖 3 个小时，加盐调味即可。

西洋参甲鱼汤

材料

西洋参 9 克，无花果 20 克，甲鱼 500 克，红枣 10 克，生姜、盐各 5 克

做法

❶ 将甲鱼的血放净，并将甲鱼与清水一同放入锅内，将水加热至沸，捞出甲鱼，褪去表皮，去内脏，洗净，氽水；西洋参、无花果、红枣洗净；生姜洗净切片。

❷ 瓦煲注水，煮沸后加入除盐外的材料，大火煲沸后改用小火煲 3 个小时，调入盐即可。

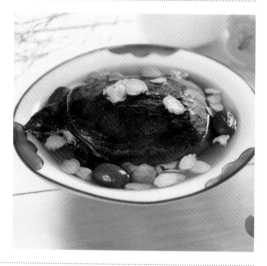

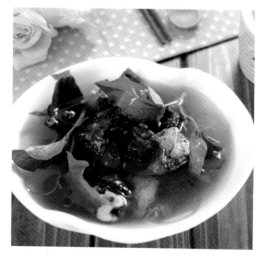

鱼腥草乌鸡汤

材料

鱼腥草 20 克，乌鸡 700 克，蜜枣 10 克，盐适量

做法

❶ 鱼腥草洗净；乌鸡洗净、斩块；蜜枣洗净。

❷ 锅中加水煮沸，放入鸡块氽去血水后，捞出。

❸ 将适量清水放入锅内，煮沸后加入除盐外的材料，大火煮开后，改用小火煲 2 个小时，加盐调味即可。

川贝母炖鸡蛋

材料

川贝母 6 克，鸡蛋 2 个，盐少许

做法

① 将川贝母清洗干净，放入碗中备用。

② 将鸡蛋放入另一个碗中，打散，加入少许盐，搅拌均匀。

③ 将川贝母放入搅拌好的鸡蛋中，放入蒸锅，蒸约 6 分钟即可。

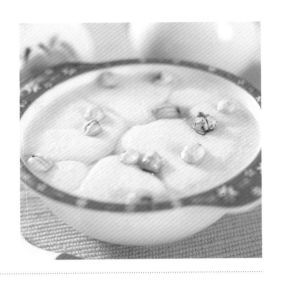

白萝卜百合羹

材料

白萝卜 30 克，百合 15 克，大米 100 克，盐、味精、葱各适量

做法

① 百合洗净；白萝卜洗净，切块；葱洗净，切成葱花；大米洗净。

② 锅置火上，注入清水，放入大米，用大火煮至米粒绽开。

③ 放入百合、白萝卜，改用小火煮至粥成，再调入盐、味精煮至入味，撒葱花即可。

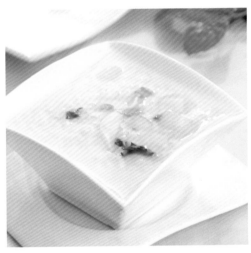

椰子杏仁鸡汤

材料

椰子 1 只，杏仁、枸杞子各 9 克，鸡腿肉 45 克，盐、葱花各适量

做法

① 将椰子中的汁倒出；杏仁、枸杞子洗净；鸡腿肉洗净，斩块备用。

② 净锅上火倒入清水，放入鸡肉块余水洗净。

③ 净锅上火倒入椰子汁，放入鸡肉块、杏仁、枸杞子煮沸，转小火煲至熟，调入盐、葱花即可。

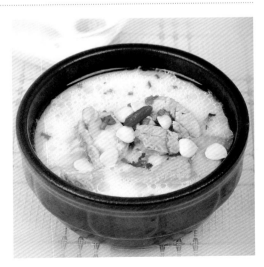

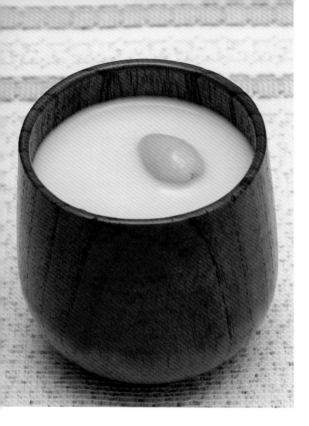

白果蒸鸡蛋

材料

白果 5 克，鸡蛋 2 个，盐 2 克

做法

1. 白果洗净，去皮；鸡蛋打散，加盐打匀，再加温水调匀成蛋汁，滤去浮沫，盛入碗内，加入白果。
2. 锅中加水，待水煮沸后转小火隔水蒸蛋，每隔 3 分钟左右掀一次锅盖，让蒸汽溢出，保持蛋面不起气泡，约蒸 15 分钟即可。

养生功效

白果能敛肺气、定喘嗽、止带浊、缩小便；鸡蛋含有丰富的蛋白质，还能补虚安神、补脾和胃。此品具有益气、止咳、祛痰的功效。适宜白带过多、支气管哮喘、慢性气管炎、肺结核患者食用。白果有微毒，呕吐者及儿童应少食或不食。

白果玉竹猪肝汤

材料

白果 8 克，玉竹 10 克，猪肝 200 克，红辣椒 1 个，盐、香油、高汤、葱花各适量

做法

1. 将猪肝洗净，切片；白果、玉竹分别洗净，备用；红辣椒洗净，切碎。
2. 净锅上火倒入高汤，放入猪肝片、白果、玉竹，调入盐、葱花、红辣椒碎烧沸。
3. 淋入香油即可装碗食用。

养生功效

白果可平喘止咳；玉竹可滋阴润肺、养胃生津；猪肝可补肝明目、养血。此品具有保肝养血、敛肺定嗽的功效。适宜肺虚干咳、肺痨、小儿遗尿、遗精患者，以及气血虚弱、面色萎黄、缺铁者和电脑工作者食用。高血压、肥胖症、冠心病及高脂血症患者慎食。

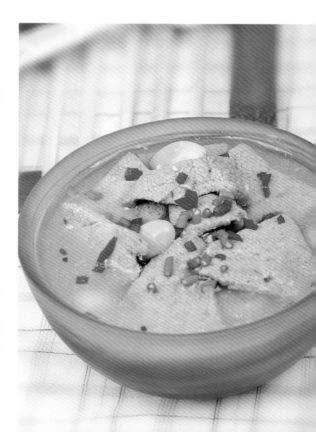

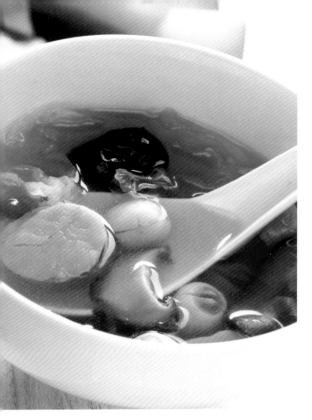

天门冬银耳汤

材料

银耳 50 克，天门冬 15 克，莲子 30 克，枸杞子 10 克，红枣 15 克，冰糖适量

做法

1. 先将银耳用温水泡开，择洗干净，撕成小朵（去掉根部发黄的部分），加入少许盐放在清水中浸泡，待用；莲子洗净，泡发。
2. 天门冬、红枣、枸杞子各洗净。
3. 取汤锅一个加入适量的清水上火加热，放入银耳、天门冬、红枣、枸杞子、莲子，煮至熟，再加入冰糖调味即可。

养生功效

银耳可补脾开胃、滋阴润肺；天门冬可滋阴润燥、清肺生津。此品具有滋阴润肺、美容养颜的功效。适宜咳嗽吐血、肺痿、肺痈者，以及爱美人士食用。

南杏萝卜炖猪肺

材料

猪肺 250 克，南杏仁 4 克，白萝卜 100 克，花菇 50 克，高汤适量，生姜片、盐各 5 克

做法

1. 猪肺反复冲洗干净，切成大块；南杏仁、花菇浸透洗净；白萝卜洗净，带皮切成块。
2. 将洗净的材料连同高汤、生姜片倒进炖盅，盖上盅盖，隔水炖之，先用大火炖半个小时，再用中火炖 50 分钟，后用小火炖 1 个小时。
3. 炖好后，加盐调味即可。

养生功效

此品具有清热化痰、止咳平喘的功效。适宜肺虚咳嗽者、咯血者食用。

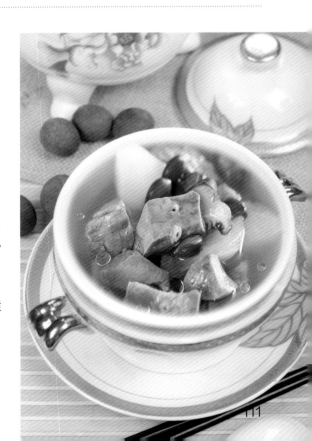

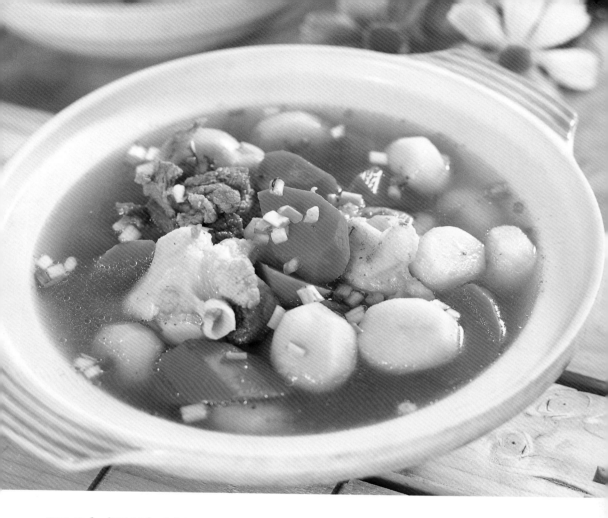

马蹄煲猪脊骨

材料

马蹄 100 克，胡萝卜 80 克，猪脊骨 300 克，生姜 10 克，胡椒粉 2 克，料酒 5 毫升，高汤、葱花各适量，盐 5 克

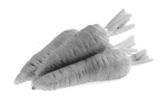

胡萝卜：养肝明目、补充维生素

做法

❶ 将胡萝卜洗净，切块；生姜去皮，切片；猪脊骨斩块；马蹄洗净。

❷ 锅中注入清水煮开，放入猪脊骨汆烫去血水，捞出沥水。

❸ 将高汤倒入煲中，加入胡萝卜块、生姜片、马蹄、猪脊骨煲 1 个小时，调入盐、葱花、胡椒粉和料酒即可。

养生功效

　　此品可清热凉血、生津解渴。适宜发热患者、营养不良者、皮肤粗糙者、夜盲症患者、干眼症患者、高血压患者食用。脾胃虚寒者、经期女性慎食。

百合绿豆凉薯汤

材料

百合 150 克，绿豆 300 克，凉薯 1 个，猪瘦肉 200 克，盐适量

做法

1. 将百合泡发；猪瘦肉洗净，切成块；绿豆洗净，用清水浸泡。
2. 凉薯洗净，去皮，切成大块。
3. 将百合、猪瘦肉、凉薯、绿豆放入煲中，加入适量清水，以大火煲开，转用小火煲15 分钟，加入盐调味即可。

养生功效

　　此汤可清热、润肺、清心安神。对热病后期余热未清、干咳以及情志不遂所致的失眠多梦、精神恍惚等症有食疗作用。风寒咳嗽及中寒便溏者慎食。

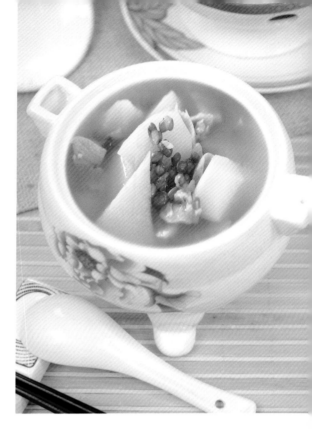

鸽子银耳胡萝卜汤

材料

鸽子 1 只，水发银耳 20 克，胡萝卜 20 克，盐 5 克，葱花、红辣椒段各少许

做法

1. 将鸽子洗净，剁块，汆水；水发银耳洗净，撕成小朵；胡萝卜去皮，洗净，切块备用。
2. 汤锅上火倒入清水，放入鸽子、胡萝卜、水发银耳，调入盐煲至熟时，撒上葱花、红辣椒段即可。

养生功效

　　此汤具有滋阴、润肺、止咳的功效。适宜阴虚火旺、老年慢性支气管炎、肺源性心脏病、免疫力低下、体质虚弱、内火旺盛、虚劳、肺热咳嗽、肺燥干咳、胃炎、大便秘结者食用。外感风寒、出血症、糖尿病患者不宜食用。

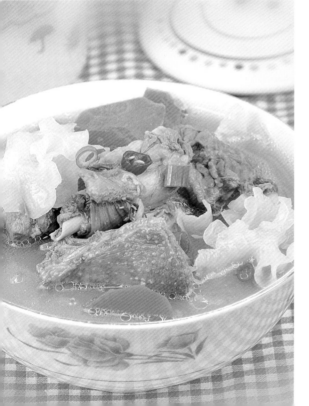

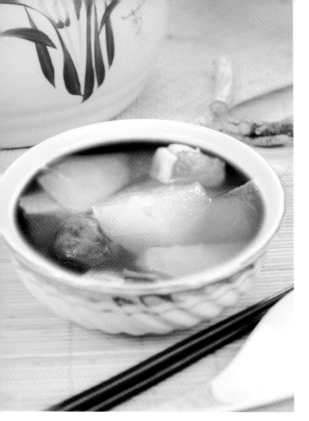

雪梨猪腱汤

材料

猪腱子肉 500 克，雪梨 1 个，无花果 8 个，盐 5 克（或冰糖 10 克）

做法

1. 猪腱子肉洗净，切块；雪梨洗净、去皮、切块，无花果用清水浸泡，洗净。
2. 把猪腱子肉、雪梨块、无花果放入清水煲内，大火煮沸后，改小火煲 2 个小时。
3. 加盐调成咸汤或加冰糖调成甜汤食用。

养生功效

此汤可清肺润燥。适宜急性气管炎和上呼吸道感染出现咽喉干、痒、痛，音哑，痰稠，便秘，尿赤的患者食用。脾胃虚寒、腹部冷痛和血虚者慎食。

丝瓜鸡片汤

材料

丝瓜 150 克，鸡胸肉 200 克，生姜片 5 克，盐 5 克，淀粉适量

做法

1. 将丝瓜去皮，切成块；鸡胸肉洗净，切成小片。
2. 将鸡肉片用淀粉、盐腌制入味。
3. 锅中加清水煮沸，放入鸡肉片、丝瓜、生姜片煮 6 分钟，待熟后即可食用。

养生功效

此汤具有清热解毒、美肌润肤、消暑止渴、通络的功效。鸡肉对营养不良、畏寒怕冷、乏力疲劳、月经不调、贫血、虚弱等有很好的食疗作用。适宜月经不调、身体疲乏、产后乳汁不通者食用。体虚内寒、腹泻者，以及风寒感冒患者不宜食用。

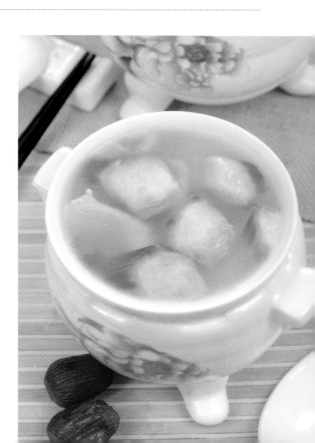

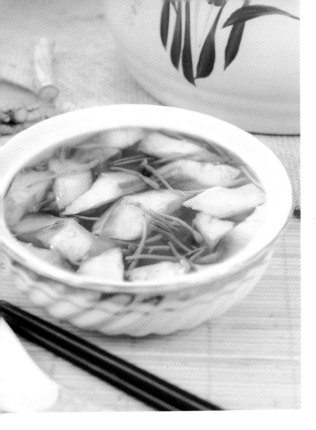

丝瓜金银花饮

材料

金银花 40 克，丝瓜 500 克

做法

① 丝瓜、金银花洗净，丝瓜切成菱形块状。

② 锅中放入丝瓜、金银花，加清水 1000 毫升，大火煮开后转中火煮 5 分钟即可。

③ 可分数次食用，每次 300 毫升即可，每天 3～5 次。

养生功效

　　金银花有清热解毒、疏利咽喉、消暑除烦的作用，可治疗暑热症、泻痢、流感、疮疖肿毒、急慢性扁桃体炎、牙周炎等病。此品具有清热解毒、生津解渴的功效。适宜温病发热、疮痈肿毒、热毒血痢、风湿热痹者食用。脾胃虚寒者、腹泻者慎食。

桑白皮排骨汤

材料

猪排骨 500 克，桑白皮 20 克，杏仁 10 克，红枣少许，生姜、盐各适量

做法

① 将猪排骨洗净，斩块，放入沸水中氽水去血水。

② 桑白皮洗净；红枣洗净；生姜洗净，切丝，备用。

③ 把猪排骨、桑白皮、杏仁、红枣放入沸水锅内，大火煮沸后改小火煲 2 个小时，加入生姜丝、盐调味即可。

养生功效

　　此汤具有泻肺止咳、清热化痰的功效。适宜肺热咳喘、面目浮肿、小便不利者食用。肺虚无热、小便多及风寒咳嗽者慎食。

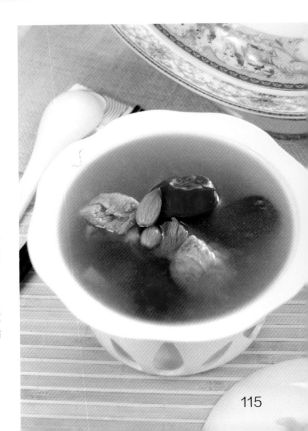

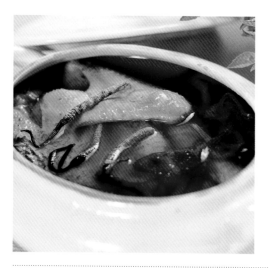

虫草炖乳鸽

材料

乳鸽 1 只，冬虫夏草 20 克，蜜枣 10 克，红枣 10 克，生姜 20 克，盐适量

做法

❶ 将乳鸽洗净；蜜枣、红枣泡发；生姜去皮，切片。将乳鸽、冬虫夏草、蜜枣、红枣、生姜片装入炖盅内。

❷ 加入适量清水，以中火炖 1 个小时，最后调入盐即可。

菠萝银耳红枣甜汤

材料

菠萝 125 克，水发银耳 20 克，红枣 15 克，白糖 10 克

做法

❶ 菠萝去皮，洗净，切块；水发银耳洗净，撕成小朵；红枣洗净，备用。

❷ 汤锅上火倒入适量清水，放入菠萝块、水发银耳、红枣煲至熟，调入白糖搅匀即可食用。

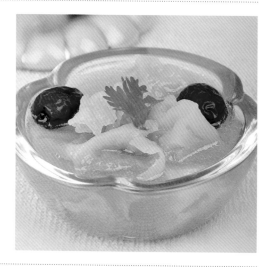

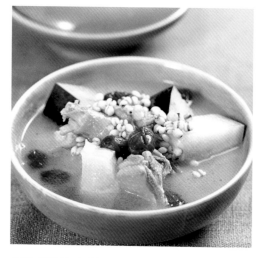

冬瓜薏米煲鸭

材料

红枣、薏米、生姜片各 10 克，冬瓜 200 克，水鸭 1 只，盐、胡椒粉、香油、食用油各适量

做法

❶ 冬瓜洗净，切块；水鸭宰杀洗净，斩块；红枣、薏米洗净；热锅入油，爆香生姜片，加入清水煮沸，放入鸭肉氽烫后捞起。

❷ 鸭肉、红枣、薏米放入砂锅，加入适量清水，煮开后，放入冬瓜煲至熟，调入盐、胡椒粉，淋入香油即可。

核桃冰糖炖梨

材料

核桃仁、冰糖各 30 克,梨 150 克

做法

① 将梨洗净,去皮去核,切成小块;核桃仁洗净。

② 将处理干净的梨块、核桃仁放入煲中,加入适量清水,用小火煲半个小时,再放入冰糖调味即可。

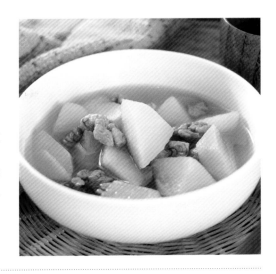

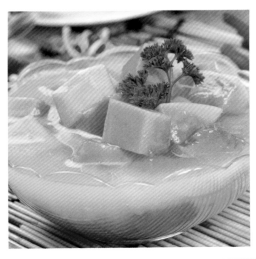

冰糖炖木瓜

材料

木瓜 65 克,冰糖 50 克

做法

① 将木瓜洗净,去皮、去籽,切成块,备用。

② 将木瓜、冰糖放入炖盅内,倒入适量清水。

③ 将炖盅放入蒸笼,蒸至木瓜熟烂即可。

百合莲藕炖梨

材料

鲜百合、莲藕各 200 克,梨 2 个,盐少许

做法

① 鲜百合洗净,撕成片状;莲藕洗净,去节,切成小块;梨削皮,切块,备用。

② 把梨与莲藕放入清水中煲 2 个小时,再加入鲜百合,煮约 10 分钟。

③ 放入盐调味即可。

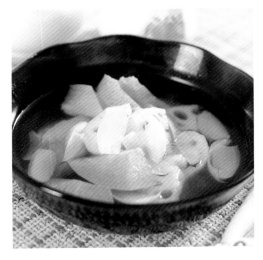

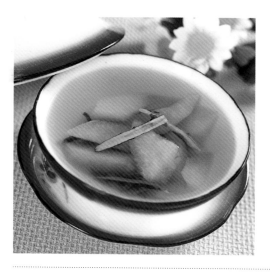

柴胡雪梨汤

材料

柴胡 6 克，雪梨 1 个，红糖适量

做法

1. 分别把柴胡、雪梨洗净，雪梨切成块。
2. 将柴胡、雪梨放入锅内，加 1200 毫升清水，先用大火煮沸，再改小火煮 15 分钟。
3. 盛入碗中，调入红糖即可食用。

百部甲鱼汤

材料

甲鱼 500 克，生地 25 克，知母、百部、地骨皮各 10 克，料酒、盐、生姜片、鸡汤各适量

做法

1. 将甲鱼收拾干净，去壳，斩块，氽烫捞出；将生地、知母、百部、地骨皮洗净，装入纱布袋，扎紧袋口。
2. 锅中放入甲鱼块，加入鸡汤、料酒、盐、生姜片，大火煮沸，转小火炖至六成熟，加入纱布袋，炖至肉烂，去掉纱布袋即可。

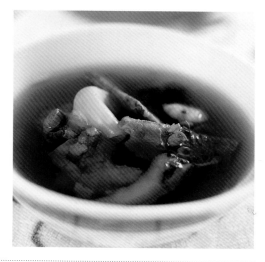

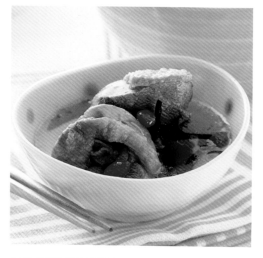

虫草鸭汤

材料

冬虫夏草 2 克，枸杞子 10 克，鸭肉 500 克，盐 4 克

做法

1. 将鸭肉洗净放入沸水中氽烫，捞出后冲净。
2. 将鸭肉、冬虫夏草、枸杞子一同放入锅中，加水至没过材料，以大火煮开后转小火续煮 1 个小时。
3. 待鸭肉熟烂，加盐调味即成。

雪梨银耳百合汤

材料

雪梨1个，银耳10克，枸杞子、百合各5克，冰糖10克

做法

① 雪梨洗净，去皮、去核，切小块；银耳泡发，洗净撕成小朵；百合、枸杞子洗净待用。

② 锅入水，放入银耳，大火烧开，转小火将银耳炖烂，加入百合、枸杞子、梨、冰糖，炖至梨熟即可。

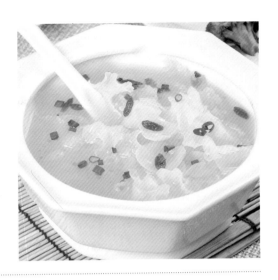

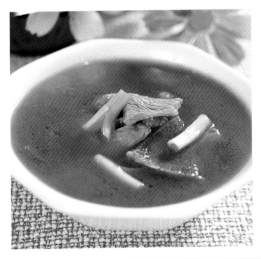

麻黄陈皮猪瘦肉汤

材料

猪瘦肉200克，麻黄10克，射干15克，陈皮3克，盐、葱段、食用油各适量

做法

① 陈皮、猪瘦肉洗净，切片；射干、麻黄洗净，煎汁去渣备用。

② 在锅内放少许食用油，烧热后，放入猪瘦肉片，煸炒片刻。

③ 在锅中加入陈皮、药汁，加适量清水煮熟，再放入盐、葱段即可。

甘菊桔梗雪梨汤

材料

甘菊10克，雪梨1个，桔梗、冰糖各5克

做法

① 甘菊、桔梗用清水冲洗干净，放入锅中，注入适量清水以大火煮开，转小火继续煮10分钟，去渣留汁备用。

② 在甘菊桔梗汁中加入冰糖，搅拌均匀，直至冰糖全部溶化，盛出待凉；雪梨洗净削皮，梨肉切丁，加入已凉的汤汁中即可。

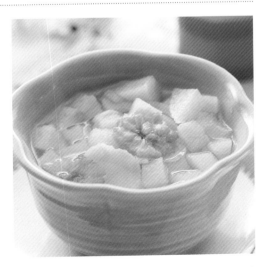

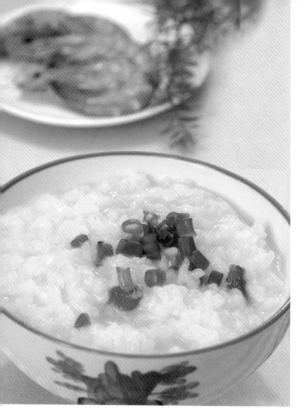

天门冬米粥

材料

大米 100 克，天门冬 15 克，麦门冬 10 克，白糖 3 克，葱 5 克

做法

① 将大米泡发洗净；天门冬、麦门冬洗净；葱洗净，切葱花。

② 锅置火上，倒入清水，放入大米，以大火煮开。

③ 加入天门冬、麦门冬煮至粥呈浓稠状，撒上葱花，调入白糖拌匀即可。

养生功效

　　此品具有养阴生津、降低血糖的功效。适宜糖尿病患者、心烦失眠者、口腔溃疡者、肺燥干咳者、津伤口渴者、内热消渴者、阴虚发热者、小儿夏季热者、肠燥便秘者食用。脾胃虚寒者、腹泻便稀者不宜食用。

冬瓜白果姜粥

材料

冬瓜 250 克，白果 30 克，大米 100 克，胡椒粉 3 克，盐 2 克，生姜末、葱各少许，高汤 200 毫升

做法

① 白果去壳、去皮，洗净；冬瓜去皮，洗净，切块；大米洗净，泡发；葱洗净，切花。

② 锅置火上，注入清水后，放入大米、白果，用大火煮至米粒开花。

③ 再放入冬瓜块、姜末，倒入高汤，改用小火煮至粥成，调入盐、胡椒粉入味，撒上葱花即可。

养生功效

　　此粥可敛肺止咳、化痰利水。适宜肺热咳嗽、水肿胀满、暑热烦闷、泻痢、痔疮、哮喘、糖尿病者食用。

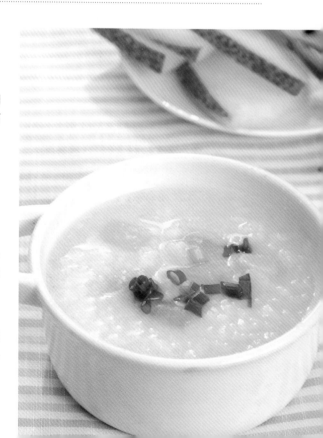

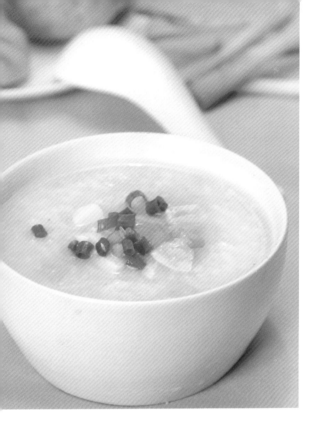

白梨鸡蛋糯米粥

材料

蜂蜜适量，白梨50克，鸡蛋1个，糯米80克，葱花少许

做法

❶ 将糯米洗净，用清水浸泡；白梨洗净，切小块；鸡蛋煮熟，切碎。

❷ 锅置火上，注入清水，放入糯米煮至七成熟。

❸ 放入白梨煮至糯米米粒开花，再放入鸡蛋碎，加蜂蜜调味，撒上葱花即可。

养生功效

　　白梨酥脆多汁，甘甜爽口，含多种营养成分，具有生津、止渴、润肺、宽肠、利尿等食疗作用。此粥具有清热润肺、生津止渴、止咳的作用。

玉竹枸杞子粥

材料

大米100克，玉竹30克，枸杞子20克，白糖适量

做法

❶ 将大米洗净，用清水浸泡；枸杞子、玉竹分别洗净备用。

❷ 锅置火上，加入清水，放入大米煮至七成熟，加入玉竹、枸杞子煮至粥将成，加入白糖调味即可。

养生功效

　　此品具有滋阴润肺、益气补虚的功效。适宜阴虚外感、头昏眩晕、阴虚所致筋脉挛痛、头晕目眩、目视不清者食用。胃有痰湿、气滞者，以及脾虚湿盛、泄泻者慎食。

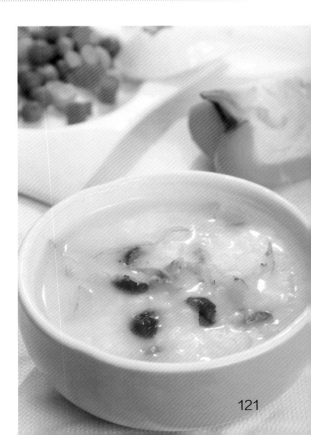

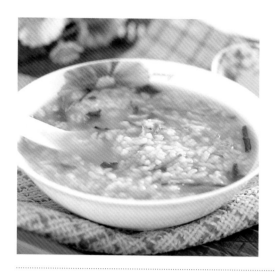

复方鱼腥草粥

材料

鱼腥草、金银花、生石膏各 20 克，竹茹 9 克，粳米 100 克，冰糖 30 克

做法

❶ 将粳米淘洗干净，备用；鱼腥草、金银花、生石膏、竹茹清洗干净，备用。

❷ 将洗好的鱼腥草、金银花、生石膏、竹茹放入锅中，加水煎汁，放入粳米及适量清水，共煮成粥。

❸ 加入冰糖调味，稍煮即可。

鸡蛋银耳浆

材料

玉竹 10 克，鸡蛋 1 个，豆浆 500 毫升，银耳 50 克，白糖适量

做法

❶ 鸡蛋打在碗内搅拌均匀；银耳泡开，洗净；玉竹洗净备用。

❷ 将银耳、玉竹与豆浆放入锅中加适量清水同煮。

❸ 煮好后冲入鸡蛋液，再加入白糖即可。

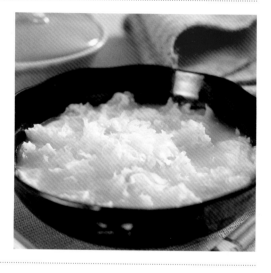

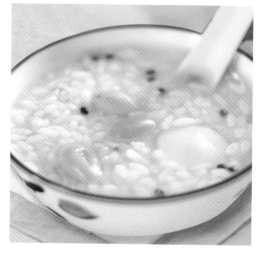

浙贝母白果粥

材料

浙贝母、白果各 10 克，莱菔子 15 克，粳米 100 克，盐、香油各适量

做法

❶ 浙贝母、白果、莱菔子、粳米洗净，一起装入瓦煲内。

❷ 加入 2000 毫升清水，大火煮开后改为小火慢煮成粥，放入盐，淋上香油，调匀即可食用。

川贝母杏仁粥

材料

川贝母、杏仁各 10 克，百合 20 克，雪梨 1 个，大米 100 克，蜂蜜 30 克

做法

❶ 将川贝母、杏仁、百合洗净；梨洗净后捣烂挤汁，将上述食材一同放入锅中。

❷ 放入洗净的大米和适量清水一同煮粥，粥将熟时，加入蜂蜜，再煮片刻即可。

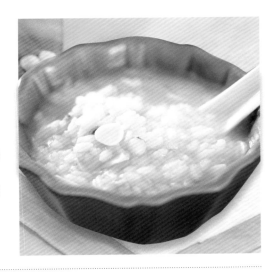

枇杷叶粥

材料

枇杷叶 15 克，粳米 100 克，冰糖适量

做法

❶ 将枇杷叶放入清水中洗净，去净枇杷叶上的毛。

❷ 再将枇杷叶放入锅中，加适量清水煎煮至汤汁剩 100 毫升。

❸ 加入粳米、冰糖，再加清水 600 毫升，煮成稀粥即可。

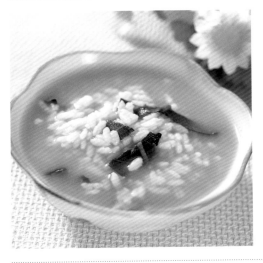

百合南瓜大米粥

材料

百合、南瓜各 20 克，大米 90 克，盐 2 克

做法

❶ 将大米洗净，浸泡半个小时后捞起沥干；南瓜去皮、去籽，洗净，切成小块；百合洗净，削去边缘黑色部分，撕成片状。

❷ 锅置火上，注入清水，放入大米、南瓜块，用大火煮至米粒开花。

❸ 再放入百合片，改用小火煮至粥浓稠时，调入盐即可。

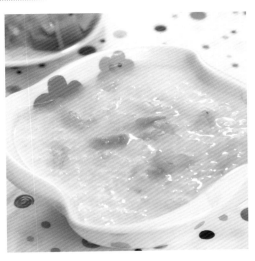

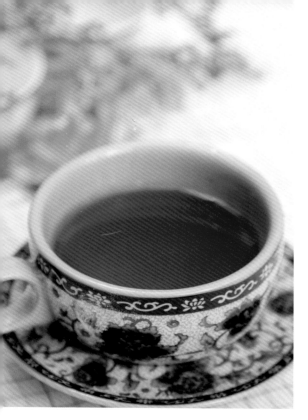

灵芝玉竹麦门冬茶

材料

灵芝、麦门冬各 6 克，玉竹 3 克，蜂蜜适量

做法

❶ 将灵芝、麦门冬、玉竹分别洗净，一同放入锅中，加水 600 毫升，大火煮开，转小火续煮 10 分钟即可关火。

❷ 将煮好的灵芝玉竹麦门冬茶滤去渣，倒入杯中，待茶稍凉后加入蜂蜜，搅拌均匀，即可饮用。

养生功效

灵芝可补气安神、止咳平喘；麦门冬、玉竹都可滋阴生津、润肺止咳。此茶具有滋阴润燥、增强免疫力的功效。适宜虚劳咳嗽、消化不良者饮用。手术前、后一周内或大出血的患者，以及腹泻者不宜饮用。

枇杷叶桑白皮茶

材料

桑白皮 15 克，枇杷叶、葶苈子、瓜蒌各 10 克，梅子醋 30 毫升

做法

❶ 把枇杷叶、桑白皮、葶苈子、瓜蒌洗净放入锅中，加 600 毫升清水。

❷ 用小火将 600 毫升水煮至 300 毫升。

❸ 取汁去渣，待冷却后加上梅子醋即可饮用。

养生功效

枇杷叶有化痰止咳、和胃止呕的作用；桑白皮可泻肺平喘、利水消肿，可用于肺热咳喘、面目浮肿、小便不利等症。此茶具有化痰止咳、泻肺平喘的功效。适宜肺气肿、肺脓肿，症见咳嗽、痰多黄稠腥臭、喘息气促患者饮用。肺寒咳嗽及胃寒呕吐者不宜饮用。

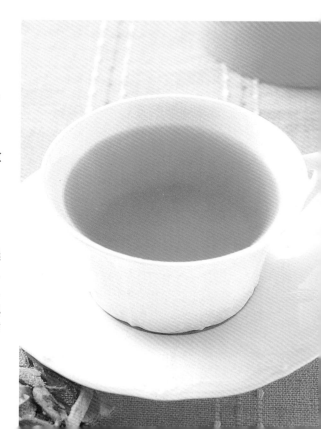

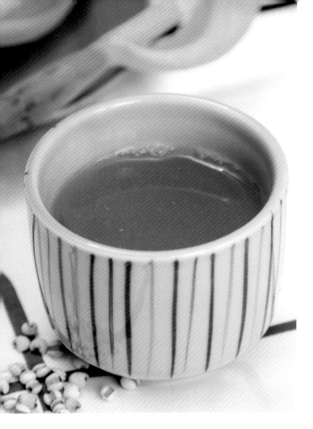

川贝母杏仁枇杷茶

材料

川贝母 10 克，杏仁 20 克，枇杷叶 10 克，麦芽糖 8 克

做法

❶ 将川贝母、杏仁、枇杷叶洗净，放入汤锅。

❷ 加 600 毫升清水以大火煮开，转小火续熬至约剩 350 毫升水。

❸ 捞弃药渣，加麦芽糖拌匀即成。

养生功效

川贝母可润肺止咳、化痰平喘；杏仁可止咳平喘、润肠通便；枇杷叶可化痰止咳、和胃止呕。此茶具有清热泻肺、止咳化痰的功效。适宜肺热咳嗽、咳吐黄痰者，以及胃热呕吐厌食、胃痛烧心者，肠燥便秘者，慢性咽炎患者饮用。脾胃虚寒者、慢性腹泻者不宜饮用。

百合葡萄干粥

材料

百合 30 克，葡萄干 20 克，大米 100 克，白糖 6 克

做法

❶ 大米泡发洗净；葡萄干、百合分别洗净。

❷ 锅置火上，注清水后，放入大米，用大火煮至米粒绽开。

❸ 放入葡萄干、百合，改用小火煮至粥浓稠时，加入白糖调味即可。

养生功效

此粥具有益气血、润肺燥、生津液的功效。可帮助改善贫血，对冠心病、肺虚干咳、便秘等症有一定的食疗作用。

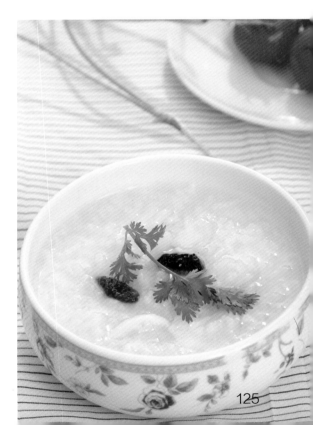

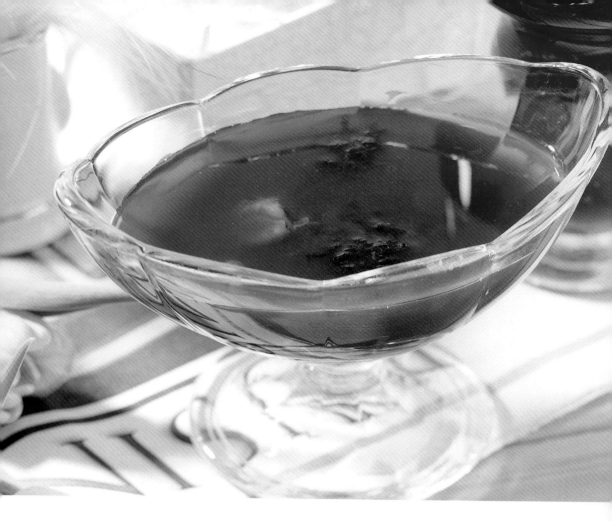

罗汉果金银花饮

材料

罗汉果半个，金银花6克，玄参8克，薄荷3克，蜂蜜适量

做法

① 将罗汉果、金银花、玄参、薄荷洗净备用。

② 锅中加适量清水，大火煮开，放入罗汉果、玄参煎煮2分钟，再加入薄荷、金银花煮沸即可，滤去药渣，加入适量蜂蜜即可。

养生功效

　　罗汉果可清热润肺、止咳化痰；金银花可清热解毒；玄参可清热凉血、泻火解毒。此品具有清热润肺、止咳利咽的功效。适宜肺阴虚型干咳、咯血者（如肺结核），慢性咽炎、扁桃体炎患者，以及热病伤津、咽喉干燥、肠燥便秘、痤疮、痱子、疔疮患者饮用。脾胃虚寒者不宜饮用。

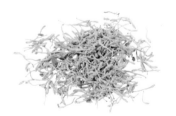

金银花： 清热解毒、疏风散热

哈密瓜蜂蜜汁

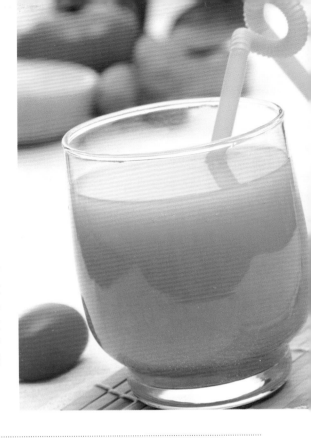

材料

哈密瓜 220 克，蜂蜜适量，豆浆 180 毫升

做法

❶ 将哈密瓜洗净，去皮、去籽，切小块，备用。

❷ 在豆浆中加入蜂蜜，倒入榨汁机中搅拌。

❸ 再将哈密瓜放入榨汁机中，搅打成汁，即可饮用。

养生功效

　　此品具有补肺润燥、清热消暑的功效。哈密瓜不仅是夏天消暑的水果，而且还能够有效地防止皮肤被晒出斑点，配以蜂蜜，更具有补肺润燥的功能。发热患者、中暑患者、口鼻生疮者、咳嗽痰喘者、便秘患者，以及爱美人士均适宜饮用。腹胀、便溏、糖尿病、寒性咳喘患者及产后、病后体虚的人不宜饮用。

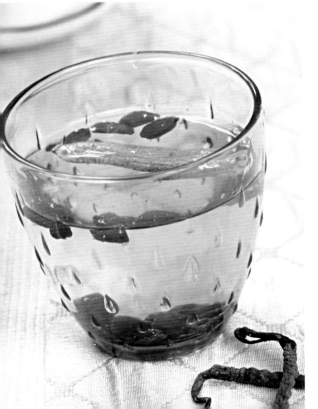

虫草西洋参茶

材料

冬虫夏草、西洋参片、枸杞子各 6 克

做法

❶ 将冬虫夏草研磨成粉末；枸杞子泡发，洗净备用。

❷ 将冬虫夏草、西洋参片、枸杞子放入杯中，冲入约 500 毫升的沸水。

❸ 静置数分钟后即可饮用。

养生功效

　　此茶具有补虚损、益精气、止咳嗽、补肺肾的功效。适宜骨质疏松症、阳虚体弱和病后虚损者饮用。婴儿、发热（急性高热）患者、月经期女性不宜饮用。

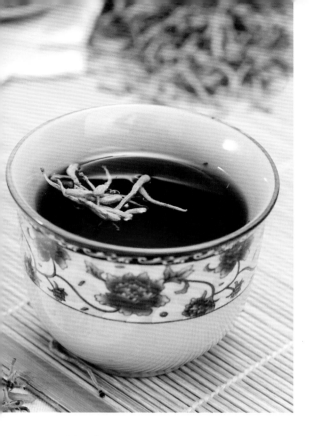

金银花饮

材料

金银花 20 克，山楂 10 克，蜂蜜 25 克

做法

❶ 将金银花、山楂放入锅内，加适量清水。

❷ 将锅置火上煮沸，5 分钟后取药液一次，再加水煎熬一次，取汁。

❸ 将两次药液合并，稍冷却，然后放入蜂蜜，搅拌均匀即可。

养生功效

此品有清热解毒、疏散风热、滋阴润肺的功效。适宜暑热症、泻痢、流感、疮疖肿毒、急慢性扁桃体炎、牙周炎者饮用。虚寒体质者及月经期女性不宜饮用。

防风苦参饮

材料

防风、苦参各 5 克，蜂蜜适量

做法

❶ 将防风、苦参均用清水洗净，备用。

❷ 将防风、苦参一起放入锅中，加入适量清水煎煮，煮好后去渣取汁。

❸ 待汤汁温时，加入蜂蜜调味即可。

养生功效

本品具有祛风止痒、消炎止痛、清热燥湿的功效。此外，本品对湿疹、荨麻疹，以及皮肤瘙痒、溃破、流黄水等皮肤病症都有较好的疗效。还适宜外感风寒、头痛、骨节酸痛、腹痛泄泻者饮用。

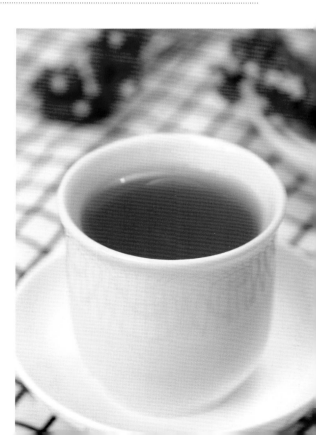

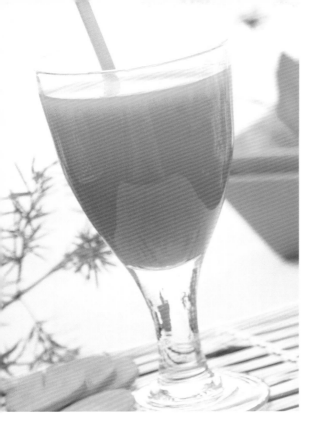

胡萝卜甜椒汁

材料

胡萝卜1根，红甜椒半个，柳橙半个，生姜10克

做法

❶ 将胡萝卜洗净，去蒂，切成细长条形；红甜椒洗净，去蒂、去籽。

❷ 将柳橙去皮，切片；生姜洗净，切片。

❸ 将备好的材料一起放入榨汁机中榨成汁即可饮用。

养生功效

　　本品具有健脾暖胃、温肺化痰等功效。适宜夜盲症和干眼症、痰饮内盛患者饮用。欲怀孕的妇女不宜多吃胡萝卜。

樱桃草莓汁

材料

草莓200克，红葡萄250克，红樱桃150克

做法

❶ 将葡萄、樱桃、草莓洗净，葡萄切半，草莓切块，樱桃去核，一起放入榨汁机中榨汁。

❷ 将成品放入玻璃杯中，加樱桃装饰即可。

养生功效

　　中医认为，草莓性味甘、凉，入脾、胃、肺经，有润肺生津、健脾和胃、利尿消肿、解热祛暑之功效，适用于肺热咳嗽、食欲不振、小便短少、暑热烦渴等症。

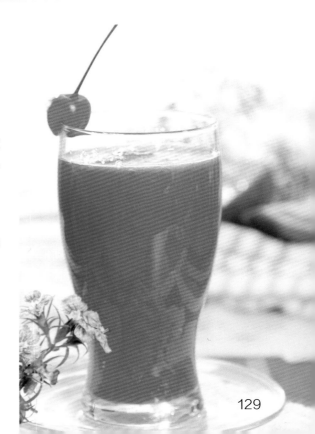

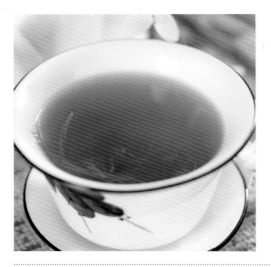

麦门冬竹茹茶

材料

麦门冬、竹茹、冰糖各10克，绿茶3克

做法

① 将麦门冬、竹茹洗净备用。

② 将麦门冬、竹茹、绿茶放入砂锅中，加400毫升清水。

③ 煮至水剩约250毫升，去渣取汁，再加入冰糖煮至溶化，搅匀即可。

玉竹西洋参茶

材料

玉竹20克，西洋参8克，蜂蜜适量

做法

① 将玉竹与西洋参清洗干净，用沸水600毫升冲泡半个小时。

② 滤渣，待温凉后，再加入蜂蜜，拌匀即可饮用。

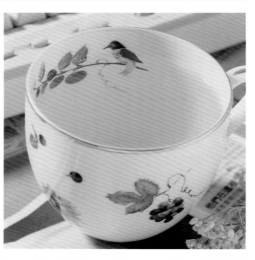

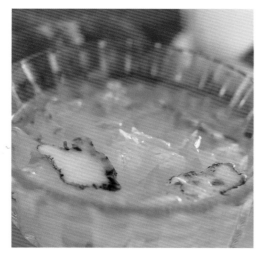

白芨玉竹饮

材料

燕窝6克，白芨5克，玉竹5克，冰糖适量

做法

① 将燕窝、玉竹泡发；白芨略洗。

② 瓦锅洗净，置于火上，将燕窝、白芨、玉竹一同放入瓦锅中，用小火炖烂，加适量冰糖再稍炖即可。

乌梅竹叶绿茶

材料

淡竹叶、绿茶各 10 克，玄参 8 克，乌梅 5 颗

做法

① 将玄参、淡竹叶、绿茶、乌梅洗净，一起放进杯内。

② 往杯内加入 600 毫升左右的沸水。

③ 盖上杯盖闷 20 分钟，滤去渣后即可饮用。

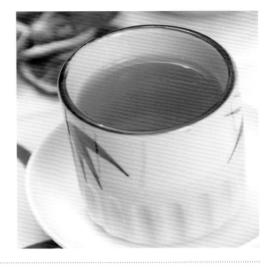

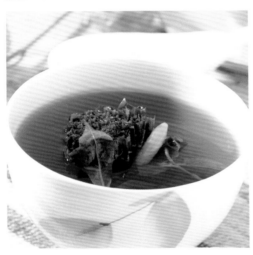

麦门冬竹叶茶

材料

麦门冬 15 克，淡竹叶 10 克，绿茶 3 克，沸水适量

做法

① 将麦门冬、淡竹叶、绿茶洗净，三者混合放进杯内。

② 往杯内加入 600 毫升左右的沸水。

③ 盖上杯盖闷 20 分钟，滤去渣后即可饮用。

桑白皮杏仁茶

材料

桑白皮、南杏仁各 10 克，绿茶 12 克，冰糖 20 克

做法

① 将南杏仁洗净打碎。

② 桑白皮、绿茶洗净加清水，与南杏仁一起放入锅中煎汁，去渣取汁。

③ 加入冰糖溶化，即可饮服。

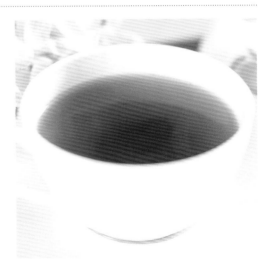

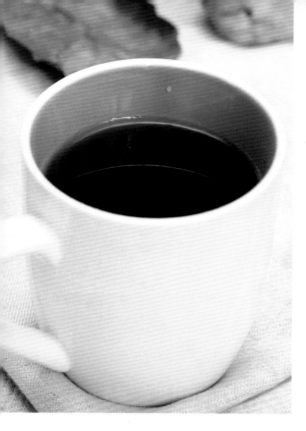

紫苏茶

材料

紫苏叶 15 克，红糖 10 克

做法

❶ 将紫苏叶清洗干净，放入锅中，加适量清水至没过紫苏叶。

❷ 以大火煮沸后再转小火煮 10 分钟左右。

❸ 加入红糖即可饮用。

养生功效

　　此茶具有散寒解表、温中理气、增强免疫力等功效。适宜外感风寒、恶寒发热、头痛无汗、咳嗽气喘、脘腹胀闷、呕吐腹泻者饮用。紫苏叶不能食用过多。

灵芝银耳茶

材料

灵芝 10 克，银耳 40 克，冰糖 15 克

做法

❶ 将灵芝用清水漂洗干净，备用；银耳泡发洗净。

❷ 然后将二者切碎，置于热水瓶中，冲入适量沸水。

❸ 加盖闷一夜，第二天早晨加入冰糖，待冰糖溶化后即可饮用。

养生功效

　　此茶可补肺气、滋肺阴。对哮喘日久、肺脏气阴两虚，见平常疲乏少气、口干咽燥、喘息气促等症具有一定食疗作用。适宜眩晕不眠、心悸气短、虚劳咳喘者饮用。手术前、后一周内，或正在大出血的患者不宜饮用。

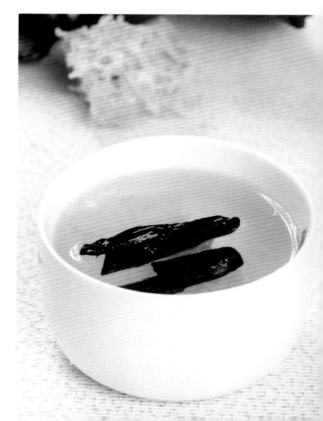

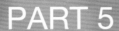

PART 5

肾脏调养篇

　　《黄帝内经》中记载："肾者，作强之官，技巧出焉。"中医学认为，肾为先天之本，是人体生命活动的原动力，是我们身体的"老本"。肾足则人体健康、延年益寿；肾虚，则百病丛生、短命早衰。也就是说，养肾是我们身体健康的根本。肾脏所藏之精来源于先天，充实于后天，所以我们一定要好好养护自己的肾脏。在日常生活中，许多的药材、食材都能起到补肾的作用，两者配伍食用是一个非常不错的补肾方法。

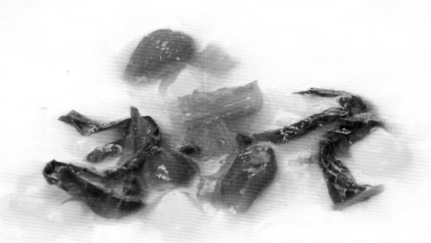

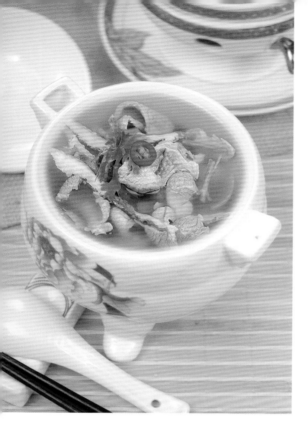

熟地羊肉当归汤

材料

羊肉 175 克，洋葱 50 克，盐 5 克，熟地黄、当归各 10 克，香菜、红辣椒圈各 3 克

做法

1. 将羊肉洗净，切片；洋葱洗净，切块备用。
2. 汤锅上火倒入清水，放入羊肉片、洋葱块，放入盐、熟地黄、当归煲至熟。
3. 最后撒入香菜、红辣椒圈即可。

养生功效

　　此汤有补肾壮阳之功效，是在冬季进补的一道非常不错的药膳。适宜体虚胃寒者、血虚阴亏者、肝肾不足者、中老年体质虚弱者、糖尿病患者、慢性肾炎患者等食用。脾胃虚弱者、慢性腹泻者、气滞痰多者、腹满便溏者、感冒发热者不宜食用。

山药乌鸡汤

材料

山药干 15 克，熟地黄、山茱萸、牡丹皮、茯苓、泽泻、桔梗各 10 克，车前子、牛膝各 7 克，附子 5 克，乌鸡腿 1 只，盐 3 克

做法

1. 将乌鸡腿洗净剁块，入沸水汆去血水；将山药干洗净，润透，切块；将熟地黄、山茱萸、牡丹皮、茯苓、泽泻、桔梗、车前子、牛膝、附子洗净，备用。
2. 将所有材料放入煮锅中，加水至没过所有材料，大火煮沸，转小火煮 40 分钟即可。

养生功效

　　此汤具有滋补肝肾、补益气血的功效。适宜气血不足、肝肾不足、脾胃不运、精子质量下降、性欲减退、阳痿不举、中老年体质虚弱者食用。

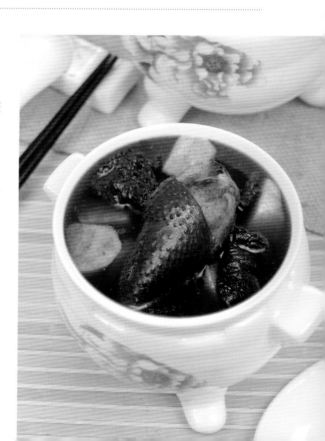

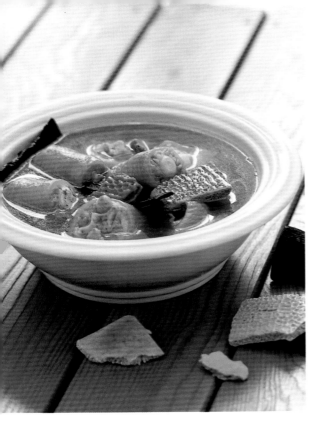

龟板杜仲猪尾汤

材料

龟板 25 克，炒杜仲 5 克，猪尾 600 克，盐 4 克

做法

① 将猪尾洗净剁段，氽烫捞起，再冲净。

② 将龟板、炒杜仲洗净。

③ 将上述材料盛入炖锅，加适量清水以大火煮开，转小火炖 40 分钟，加盐调味，即可食用。

养生功效

　　此汤具有补益肾气、壮腰强筋的功效，能提高免疫力。适宜肾虚腰痛者、筋骨无力者、中老年人肾气不足者、腰脊疼痛者、高血压患者食用。阴虚火旺、食少泄泻、脾胃虚寒者，以及孕妇慎食。

补骨脂芡实鸭汤

材料

鸭肉 300 克，补骨脂 15 克，芡实 50 克，盐 4 克

做法

① 将鸭肉洗净，放入沸水中氽烫，去掉血水，捞出；将芡实淘洗干净。

② 将芡实与补骨脂、鸭肉一起放入锅中，加入适量清水，大约没过所有的材料。

③ 用大火将汤煮开，再转用小火续炖约半个小时，调入盐即可。

养生功效

　　此汤具有大补虚劳、固肾涩精、健脾止泻的功效。适宜肾阳不足者、腰膝冷痛者、脾虚咳嗽者、遗精者、淋浊患者食用。阴虚内热、外感余邪未清者慎食。

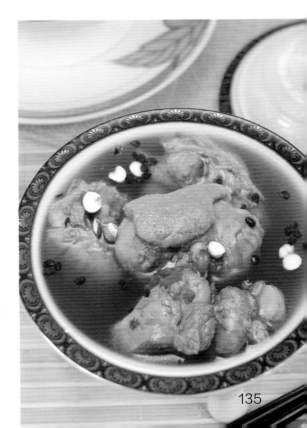

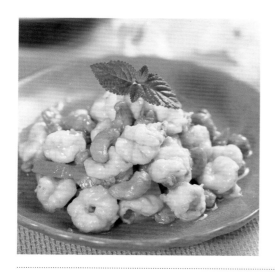

锁阳炒虾仁

材料

锁阳、山楂片各 10 克，虾仁 100 克，核桃仁 15 克，食用油、生姜片、葱段、盐各适量

做法

1. 把锁阳、核桃仁、虾仁洗净；油锅置火上，烧热，加入核桃仁，小火炸香，捞出；锁阳、山楂放入锅中，加适量清水，煮汁待用。
2. 锅置火上，放入食用油，将生姜片、葱段入锅爆香，放入虾仁、盐、药汁，再加入已炸香的核桃仁，炒匀即成。

巴戟黑豆鸡汤

材料

巴戟天 15 克，黑豆 100 克，胡椒粒 15 克，鸡腿 150 克，盐 5 克

做法

1. 将鸡腿剁块，放入沸水中汆烫，捞出洗净。
2. 将黑豆淘净，和鸡腿块及洗净的巴戟天、胡椒粒一道放入锅中，加水至没过材料。
3. 以大火煮开，再转小火续炖 40 分钟，加盐调味即可食用。

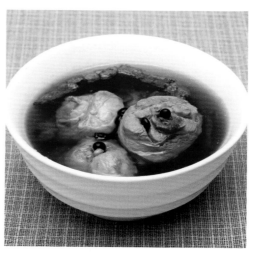

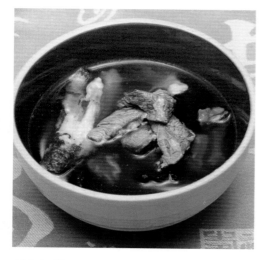

肉苁蓉炖猪瘦肉

材料

猪瘦肉 250 克，山药干 25 克，核桃仁、肉苁蓉、桂枝各 5 克，黑枣 15 克，当归 10 克，生姜片 5 克，盐适量，米酒少许

做法

1. 猪瘦肉洗净，汆烫，切块；核桃仁、肉苁蓉、桂枝、当归、山药干、黑枣洗净入锅；猪瘦肉置药材上，再加入米酒及适量清水。
2. 用大火煮滚后，再转小火炖 40 分钟，加入生姜片及盐调味即可。

山药黄精炖鸡

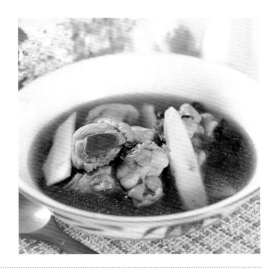

材料

黄精 10 克，山药 100 克，鸡肉 1000 克，盐 4 克

做法

1. 将鸡肉洗净，切块；黄精、山药去皮，清洗干净，备用。
2. 炖盅中加入适量清水，把鸡肉块、黄精、山药一起放入炖盅。
3. 隔水炖熟，放入盐调味即可。

菟丝子烩鳝鱼

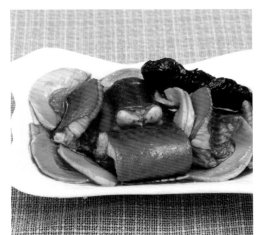

材料

鳝鱼 250 克，竹笋 50 克，菟丝子、黑木耳、干地黄各 10 克，盐 3 克，淀粉、香油、蛋清各适量

做法

1. 将菟丝子、干地黄洗净，用清水煎两次，过滤取汁；竹笋、黑木耳洗净；鳝鱼切片，加清水、淀粉、蛋清、盐腌制好放入碗内。
2. 油锅烧热，放入竹笋、黑木耳、药汁、鳝鱼片翻炒至鳝鱼片浮起，加盐、香油调味。

虫草红枣炖甲鱼

材料

甲鱼 1 只，冬虫夏草 5 克，红枣 10 克，紫苏叶 10 克，料酒、盐、葱、生姜各适量

做法

1. 甲鱼收拾干净切块；生姜洗净，切片；葱洗净，切段；冬虫夏草、红枣、紫苏叶分别洗净，备用。
2. 将甲鱼放入砂锅中，再放入冬虫夏草、紫苏叶、红枣，加料酒、盐、葱段、生姜片炖 2 个小时即成。

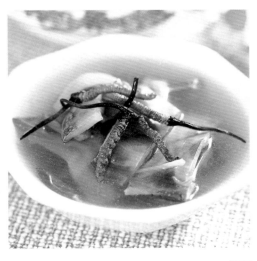

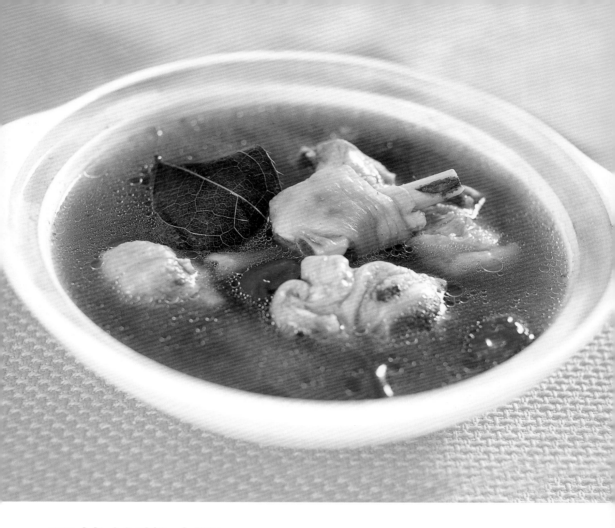

巴戟羊藿鸡汤

材料

巴戟天 15 克，淫羊藿 10 克，红枣 20 克，鸡腿 1 只，料酒 5 毫升，盐 4 克

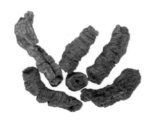

巴戟天： 强筋壮骨、祛风除湿

做法

① 将鸡腿剁块，氽烫后捞出冲净。

② 将鸡腿、巴戟天、淫羊藿、红枣放入汤煲中，加清水以大火煮开，转小火续炖半个小时。

③ 最后加料酒、盐调味即可。

养生功效

　　本品具有滋补肾阳、强壮筋骨、祛风除湿的功效，可用于阳痿遗精、筋骨痿软、风湿痹痛、肢节麻木拘挛、肾虚型高血压等症。适宜肾虚引起的阳痿、遗精、宫冷不孕、腰膝酸软、畏寒肢冷的患者，以及高血压患者、免疫力低下者食用。口舌干燥、阴虚火旺者不宜食用。

莲子补骨脂猪腰汤

材料

补骨脂15克，猪腰1个，莲子、核桃仁各40克，生姜适量，盐2克

做法

❶ 补骨脂、莲子、核桃仁分别洗净浸泡；猪腰剖开，除去白色筋膜，加盐揉洗，以水冲净；生姜洗净去皮切片。

❷ 将除盐外的材料放入砂煲中，注入清水，大火煲沸后转小火煲煮2个小时。

❸ 加入盐调味即可。

养生功效

此汤具有补肾助阳、补益肾气的功效。适宜肾虚腰痛、遗精早泄、阳痿精冷、尿频、遗尿患者，以及肾不纳气所致虚喘不止、脾肾两虚所致大便久泻者食用。阴虚火旺者、消化不良者、肠燥便秘者慎食。

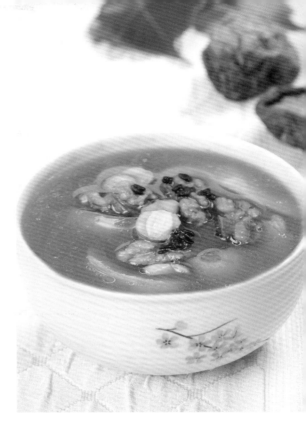

山药鳝鱼汤

材料

鳝鱼1条，鲜山药50克，枸杞子5克，补骨脂10克，盐3克，葱花、姜片各2克

做法

❶ 将鳝鱼洗净切段，氽烫。

❷ 鲜山药去皮洗净，切片；补骨脂、枸杞子洗净备用。

❸ 净锅上火，注入适量清水，下入鳝鱼、山药、补骨脂、姜片、枸杞子煮至熟，加盐调味，撒上葱花即可。

养生功效

补骨脂具有补肾助阳的功效，可治肾虚泄泻、遗尿、滑精、小便频数、阳痿、腰膝冷痛、虚寒喘嗽等症；山药可调补气虚、强身健体。二者合用，能益气补虚、补肾壮骨。

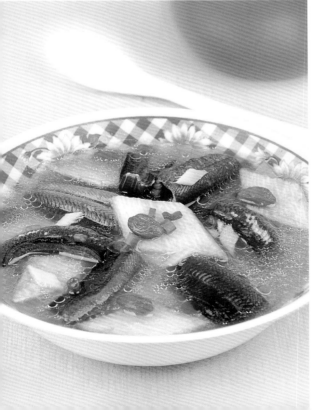

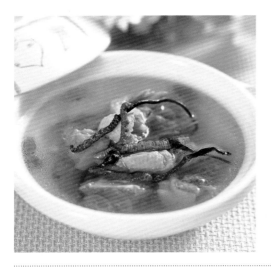

虫草炖雄鸭

材料

冬虫夏草、枸杞子各 5 克，水鸭 1 只，葱花、陈皮末、生姜片、胡椒粉、盐各适量

做法

❶ 将冬虫夏草用温水洗净，备用；水鸭收拾干净，斩块，汆去血水，然后捞出备用。

❷ 将鸭块与冬虫夏草、枸杞子放入锅中，加入适量清水，用大火煮开，再用小火炖至肉软后加入生姜片、葱花、陈皮末、盐、胡椒粉，调味后即可。

首乌黄精肝片汤

材料

何首乌 10 克，黄精 5 克，猪肝 200 克，鲍鱼菇 6 片，苋菜、葱段、生姜片、盐各适量

做法

❶ 将以上药材和食材洗净；苋菜择洗干净，猪肝切片，将何首乌、黄精煎水去渣留汁。

❷ 将猪肝片用开水汆去血水。将药汁放入锅中煮开，再放入剩余食材，加盐煮熟即成。

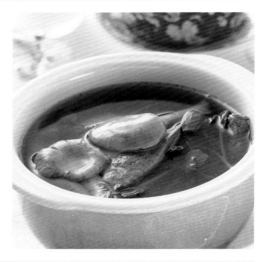

杜仲羊肉萝卜汤

材料

羊肉 200 克，白萝卜 50 克，羊骨汤 400 毫升，杜仲 5 克，盐、料酒、胡椒粉、生姜片各适量

做法

❶ 将羊肉洗净切块，汆去血水；白萝卜洗净，切成滚刀块。

❷ 将杜仲用纱布袋包好，与羊肉、羊骨汤、白萝卜、料酒、胡椒粉、生姜片一同放入锅中，加适量清水煮沸后转小火炖熟，加盐调味。

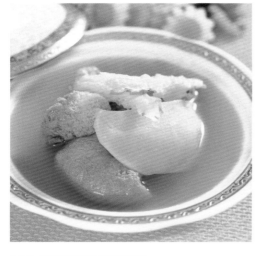

茸杞红枣鹌鹑汤

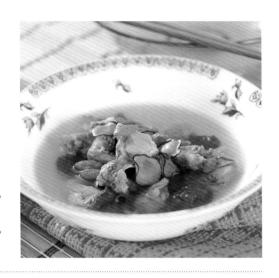

材料

鹿茸3克,枸杞子30克,红枣10克,鹌鹑2只,盐适量

做法

❶ 将鹿茸、枸杞子洗净;将红枣浸软,洗净,去核。

❷ 将鹌鹑宰杀,去毛及内脏,洗净斩块,氽水。

❸ 将除盐外的材料放入炖盅内,加适量清水,隔水以小火炖2个小时,加盐调味即可食用。

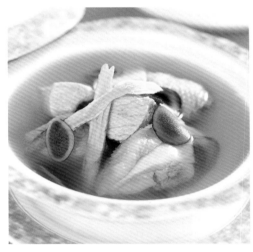

鹿茸煲鸡

材料

鸡肉500克,猪瘦肉300克,鹿茸片5克,黄芪20克,生姜片10克,盐5克

做法

❶ 将鹿茸片放置清水中洗净;黄芪洗净;猪瘦肉洗净,切成厚块;鸡肉洗净,斩块,放入沸水中氽去血水后捞出。

❷ 锅内注入适量清水,放入备好的盐除外的材料,大火煲沸后,再改小火煲3个小时,调入盐即可。

核桃仁拌韭菜

材料

核桃仁300克,韭菜150克,白糖10克,白醋3毫升,盐、香油、食用油各适量

做法

❶ 将韭菜洗净,焯熟,切段。

❷ 锅内放入食用油,待油烧至五成热,放入核桃仁炸成浅黄色捞出。

❸ 在碗中放入韭菜、白糖、白醋、盐、香油拌匀,和核桃仁一起装盘即成。

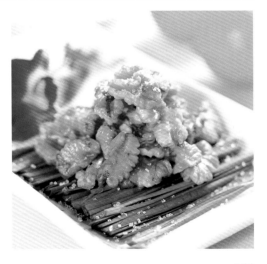

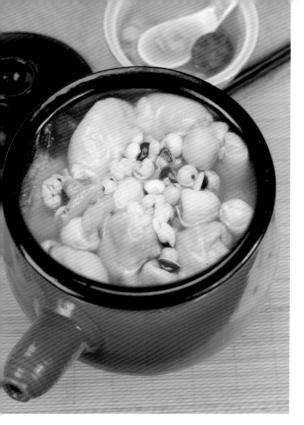

芡实莲子薏米汤

材料

芡实 15 克，茯苓 50 克，山药 50 克，薏米 100 克，猪小肠 500 克，莲子 100 克，米酒 30 毫升，盐 4 克

做法

❶ 将猪小肠处理干净，放入沸水中汆烫，捞出剪成小段。

❷ 将芡实、茯苓、莲子、薏米洗净，山药去皮洗净，均与猪小肠一起放入锅中，加水至没过所有材料，煮沸后用小火炖约半个小时，快熟时加盐调味，淋上米酒即可。

养生功效

　　此汤可固肾涩精、补脾止泻。适宜脾虚久泻、湿浊带下、营养不良、皮肤干燥粗糙、体质虚弱者，以及高血压患者食用。痰湿中阻、食积腹胀者，以及孕妇慎食。

甲鱼芡实汤

材料

芡实 15 克，枸杞子 5 克，红枣 8 克，甲鱼 300 克，盐 5 克，生姜片 2 克

做法

❶ 将甲鱼收拾干净，斩块，汆水。

❷ 将芡实、枸杞子、红枣洗净备用。

❸ 净锅上火倒入清水，放入盐、生姜片，放入甲鱼块、芡实、枸杞子、红枣煲至熟即可。

养生功效

　　此汤具有滋阴潜阳、强筋壮骨、补益虚损、软坚散结和延年益寿的功效。适宜腹泻、遗精、肺结核有低热、贫血者，以及子宫脱垂患者、崩漏带下患者食用。脾胃阳虚、肠胃炎、胃溃疡、胆囊炎患者，以及孕妇不宜食用。

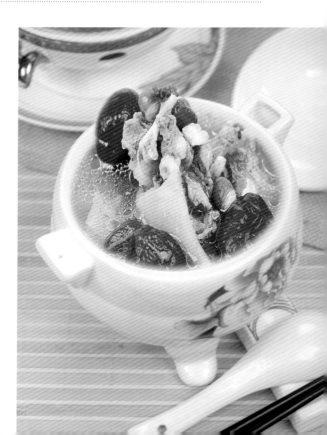

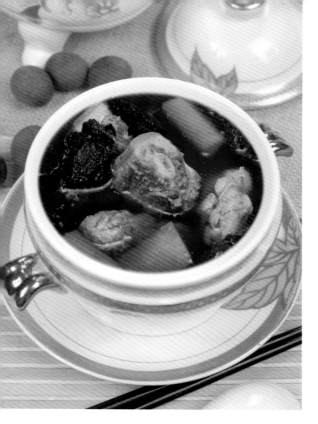

黄精猪尾汤

材料

肉苁蓉、黄精各 10 克，白果粉 8 克，盐 3 克，胡萝卜 1 根，猪尾 1 副

做法

① 将猪尾洗净，放入沸水中汆去血水，备用；胡萝卜冲洗干净，削皮，切块备用；肉苁蓉、黄精洗净，备用。

② 将肉苁蓉、黄精、猪尾、胡萝卜一起放入锅中，加水至没过所有材料。

③ 以大火煮沸，再转用小火续煮约半个小时，加入白果粉再煮 5 分钟，加盐调味即可。

养生功效

此汤可补肾健脾、益气填精。适宜肾虚遗精、阳痿、腰膝酸痛的患者，耳鸣目花者，尿频遗尿者，宫寒不孕者，精冷不育者，阳虚便秘患者，高血压患者，骨质疏松症患者食用。

锁阳羊肉汤

材料

锁阳 10 克，生姜片 3 克，羊肉 250 克，香菇 10 克，盐适量

做法

① 将羊肉洗净切块，放入沸水中汆烫一下，捞出，备用；香菇洗净，切丝；锁阳、生姜片洗净，备用。

② 将盐除外的材料放入锅中，加适量清水，大火煮沸后，再用小火慢慢炖煮至软烂。

③ 起锅前，加盐调味即可。

养生功效

此汤具有补肾阳、益精血的功效。适宜胃寒反胃、体质虚弱、肾虚阳痿、早泄者，以及腰膝软弱无力的中老年人食用。阳易举而精不固者、性功能亢进者、感冒发热者慎食。

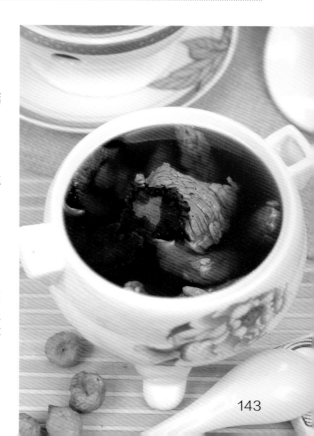

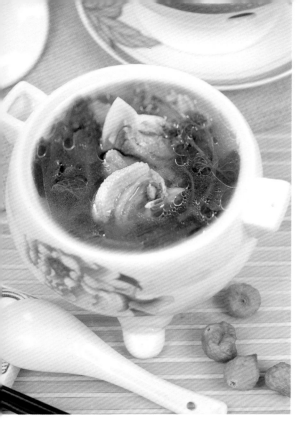

薄荷水鸭汤

材料

水鸭 400 克，薄荷 100 克，生姜片 10 克，盐 3 克，胡椒粉、鸡精各 3 克，食用油适量

做法

1. 水鸭洗净，斩成小块，入沸水中氽去血水，捞出；薄荷洗净，摘取嫩叶，备用。
2. 净锅加油烧热，放入生姜片、鸭块炒干水分，加入适量清水，将锅内的食材全部倒入煲中煲半个小时，再放入薄荷叶、盐、胡椒粉、鸡精调匀即可。

养生功效

此汤可滋养肺胃、健脾利水。适宜体内有热、低热、体质虚弱、食欲不振、大便干燥和水肿者食用。素体虚寒者、风寒感冒患者、腹泻清稀者、腰痛者、虚寒型痛经者、动脉硬化患者、慢性肠炎患者慎食。

猪肠核桃仁汤

材料

猪大肠 200 克，核桃仁 60 克，红枣 20 克，熟地黄 30 克，生姜丝、盐各适量

做法

1. 猪大肠洗净，入沸水氽 2 分钟，捞出切段；核桃仁捣碎。
2. 红枣洗净；熟地黄用纱布包好。
3. 锅内注清水，加入除盐外的所有材料，大火煮沸，转小火煮 40 分钟，拣出纱布包，调入盐即成。

养生功效

此品可滋补肝肾、强健筋骨、补益肾气。适宜大肠病变，如痔疮、便血、脱肛者食用。感冒、脾虚便溏者慎食。

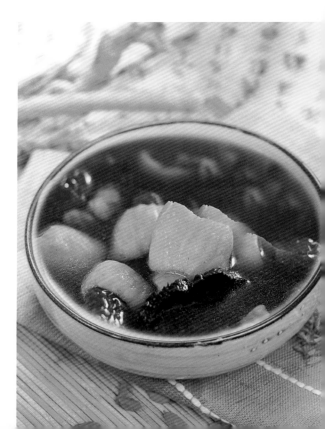

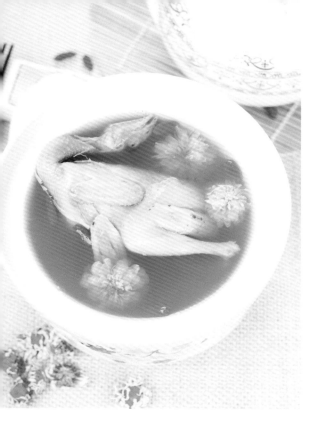

菊花北黄芪鹌鹑汤

材料

鹌鹑1只，北黄芪、菊花各适量，枸杞子9克，盐2克

做法

❶ 将菊花洗净，沥水；枸杞子洗净泡发；北黄芪洗净，切片。

❷ 将鹌鹑去毛及内脏，洗净，氽水。

❸ 瓦煲里加入适量清水，放入鹌鹑、北黄芪、枸杞子、菊花，用大火煮沸后改小火煲2个小时，加盐调味即可。

养生功效

此汤对肝肾亏虚引起的视物昏花、头晕耳鸣、神疲乏力、腰膝酸软、阳痿早泄，以及食欲不振、抵抗力差、高血压等症有食疗作用。适宜体质虚寒者、肾虚阳痿者、夜盲症患者、干眼症患者、阳虚便秘者食用。感冒患者慎食。

肉桂茴香炖鹌鹑

材料

鹌鹑3只，肉桂、胡椒各5克，小茴香20克，杏仁15克，盐少许

做法

❶ 将鹌鹑去毛、内脏、脚爪，洗净；将肉桂、小茴香、胡椒、杏仁均洗净，备用。

❷ 鹌鹑放入煲中，加适量清水，煮开，再加入肉桂、杏仁以小火炖2个小时。

❸ 加入小茴香、胡椒，焖煮10分钟，加盐调味即可。

养生功效

本品具有补肾壮阳、暖宫散寒的功效。适宜性功能减退者、尿频者、小儿百日咳患者、白带清稀过多者、阳痿者、畏寒肢冷者食用。内热较盛者、舌红无苔者、阴虚火旺者、孕妇、高血压患者慎食。

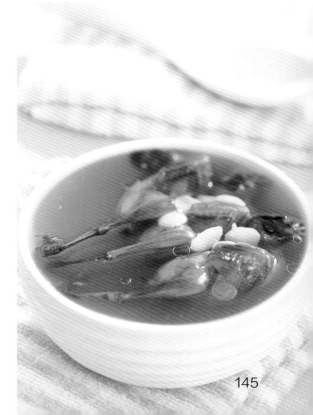

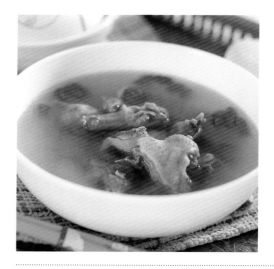

北黄芪炖乳鸽

材料

北黄芪 30 克，枸杞子 30 克，乳鸽 200 克，盐适量

做法

❶ 先将乳鸽去毛及内脏，洗净，斩块；北黄芪、枸杞子洗净，备用。

❷ 将乳鸽与北黄芪、枸杞子同放入炖盅内，加适量清水，隔水炖熟。

❸ 加盐调味即可。

芡实莲须鸭汤

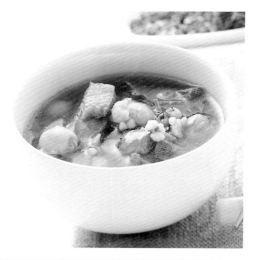

材料

鸭肉 1000 克，芡实 50 克，蒺藜子、龙骨、牡蛎各 10 克，莲须、莲子各 100 克，盐 4 克

做法

❶ 将蒺藜子、莲须、龙骨、牡蛎洗净，放入纱布袋后，扎紧袋口，备用；鸭肉放入沸水中汆烫，捞出洗净；莲子、芡实洗净。

❷ 将莲子、芡实、鸭肉及放有中药材的纱布袋一同放入锅中，加适量清水以大火煮开，转小火续炖 40 分钟，加盐调味即成。

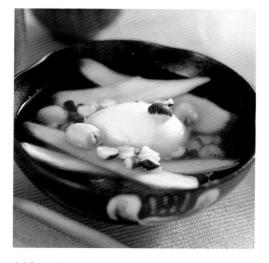

三味鸡蛋汤

材料

鸡蛋 1 个，莲子（去芯）、芡实、山药干各 9 克，冰糖适量

做法

❶ 芡实、山药干、莲子用清水洗净，备用。

❷ 将莲子、芡实、山药干放入锅中，加入适量清水熬成药汤。

❸ 在药汤中加入鸡蛋煮熟，汤内再加入冰糖即可。

五子鸡杂汤

材料

鸡内脏 250 克，芜蔚子、蒺藜子、覆盆子、车前子、菟丝子各 10 克，生姜丝、葱丝、盐各 5 克

做法

❶ 将鸡内脏洗净，切片；将芜蔚子、蒺藜子、覆盆子、车前子、菟丝子洗净，放入纱布袋内，扎紧袋口放入锅中，加清水煎汁。

❷ 捞起纱布袋丢弃，转中火，放入鸡内脏、生姜丝、葱丝煮至熟，加盐调味即可。

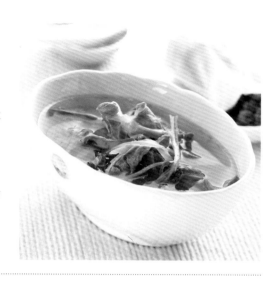

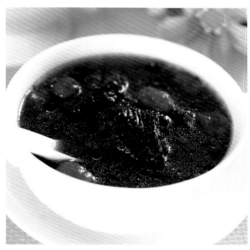

黑芝麻乌鸡汤

材料

乌鸡 300 克，红枣 10 克，黑芝麻 50 克，盐适量

做法

❶ 将乌鸡洗净，切块，氽烫后捞起备用；将红枣洗净。

❷ 将乌鸡块、红枣、黑芝麻和适量清水放入煲中，以小火煲约 2 个小时。

❸ 待熟后加盐调味即可。

鲜人参炖鸡

材料

鲜人参 2 根，小公鸡 650 克，猪瘦肉 200 克，火腿 30 克，生姜片 5 克，料酒 3 毫升，盐、浓缩鸡汁各适量

做法

❶ 将小公鸡处理干净；猪瘦肉洗净，切块；火腿切粒；鲜人参洗净。

❷ 将小公鸡、猪瘦肉氽水去血污，放入炖盅中，加入鲜人参、火腿、生姜片、浓缩鸡汁，入锅隔水炖 4 个小时，加入料酒、盐即成。

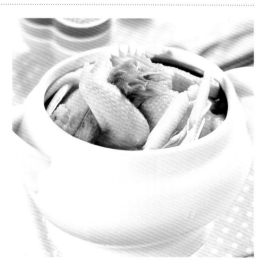

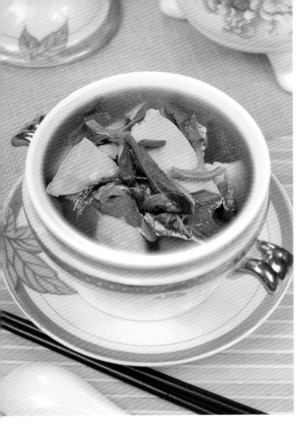

韭菜籽猪腰汤

材料

猪腰 250 克，韭菜籽 100 克，三七 50 克，盐、葱段、生姜片、醋各适量，红辣椒 1 个，食用油适量

做法

1. 将猪腰洗净，切片，氽水；韭菜籽洗净；三七择洗干净，备用；红辣椒洗净，切小片。
2. 净锅上火倒入油，将葱段、生姜片、红辣椒片爆香，倒入清水，调入盐、醋，放入猪腰片、韭菜籽、三七，小火煲至熟即可食用。

养生功效

此汤具有补肾强腰、活血化淤的功效。腰膝酸软、月经色暗并有血块者，以及阳痿者、遗精者、盗汗者、遗尿者适宜食用。高脂血症患者、阴虚火旺者慎食。

腰果核桃牛肉汤

材料

核桃仁 100 克，牛肉 210 克，腰果 50 克，枸杞子 8 克，盐 3 克，鸡精 2 克，葱花 8 克

做法

1. 将牛肉洗净，切块，氽水；核桃仁、腰果、枸杞子洗净备用。
2. 汤锅上火倒入清水，放入牛肉、核桃仁、腰果、枸杞子，调入盐、鸡精，煲至熟，撒入葱花即可。

养生功效

此汤具有补益肾气、强筋壮骨的功效。经常食用腰果可以提高机体抗病能力，增进食欲，使体重增加。身体虚弱者、肾亏腰痛者、便秘者、风湿性关节炎患者、高血压患者、尿路结石患者、糖尿病患者适宜食用。内热者、慢性肠炎患者、肝病患者慎食。

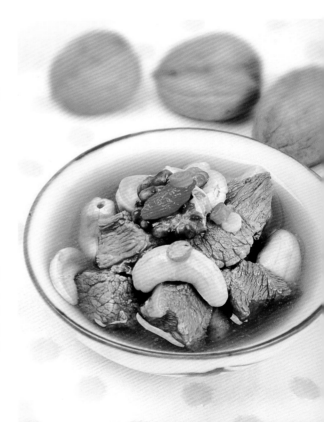

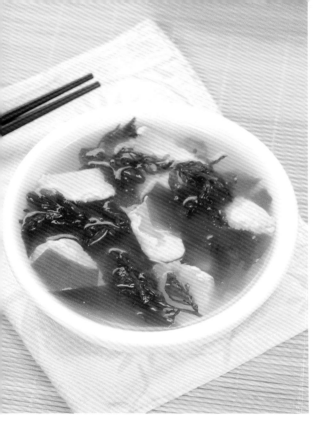

海带海藻猪瘦肉汤

材料

猪瘦肉 350 克，海带、海藻各适量，盐 4 克

做法

① 将猪瘦肉洗净，切件，汆水；海带清洗干净，切片；海藻洗净。

② 将猪瘦肉汆一下，去除血水，沥干备用。

③ 将猪瘦肉、海带、海藻放入锅中，加入适量清水，炖 2 个小时至汤色变浓后，调入盐即可。

养生功效

此汤可滋养肝肾、化痰利水、软坚散结、降压降脂，对动脉硬化、高血压、高脂血症、水肿、肥胖、乳腺增生等症有食疗作用。适宜甲状腺肿大患者、痰湿热重者、肥胖症患者、冠心病患者、动脉粥样硬化患者、急性肾衰竭患者食用。

核桃仁杜仲猪腰汤

材料

核桃 50 克，猪腰 100 克，盐 3 克，杜仲 8 克

做法

① 将核桃去壳，留下核桃仁；猪腰洗净，切成小块；杜仲洗净。

② 将核桃仁、杜仲放入炖盅中，再放入猪腰块，加入清水。

③ 将炖盅放置炖锅中，炖 1 个半小时，调入盐即可食用。

养生功效

本品可补益肾气、强筋壮骨，对肾虚所致的腰椎间盘突出症、腰膝酸痛有食疗作用。适宜腰椎间盘突出症患者、腰痛者、遗精者、盗汗者、健忘倦怠者、神经衰弱者、食欲不振者，以及肾虚型耳聋耳鸣的老年人食用。

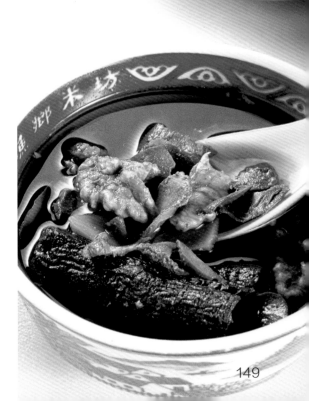

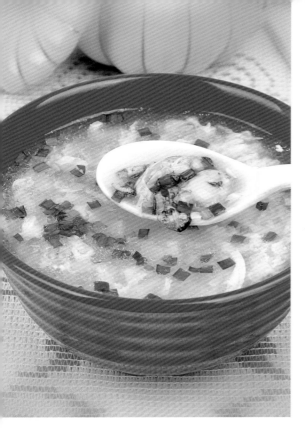

牡蛎豆腐汤

材料

牡蛎肉、豆腐各100克，鸡蛋1个，韭菜50克，盐、葱段、香油、高汤、食用油各适量

做法

1. 将牡蛎肉洗净泥沙，备用；豆腐洗净，切成丝；韭菜洗净切末；鸡蛋打入碗中备用。
2. 锅中放食用油烧热，将葱爆香，倒入高汤，放入牡蛎肉、豆腐丝，调入盐煲至入味。
3. 再下入韭菜末、鸡蛋液，淋入香油即可。

养生功效

　　此汤可滋阴潜阳、清热润燥、补肾壮阳。对胃痛吞酸、自汗、遗精、崩漏带下、糖尿病等症有食疗作用。适宜体虚多热者、自汗盗汗者、遗精崩漏者，以及心血管疾病、糖尿病、癌症患者食用。体虚有寒者、肾虚无内热者、缺铁性贫血者、腹泻患者慎食。

红枣核桃乌鸡汤

材料

红枣15克，核桃仁20克，乌鸡250克，枸杞子6克，盐3克，生姜片、葱花各5克

做法

1. 将乌鸡洗净，斩块汆水；红枣、核桃仁洗净备用。
2. 净锅上火倒入清水，调入盐、生姜片、葱花，放入乌鸡块、红枣、核桃仁、枸杞子。
3. 煲至乌鸡熟烂即可。

养生功效

　　本品具有益气补血、安神益智、润肠通便等功效。体虚血亏者、肝肾不足者、脾胃不运者、产妇、手术后需恢复体力的人适宜食用。感冒发热、内火偏旺、痰湿偏重的人，以及肥胖症、患有热毒疔肿和高血压、胆囊炎、胆石症的患者慎食。

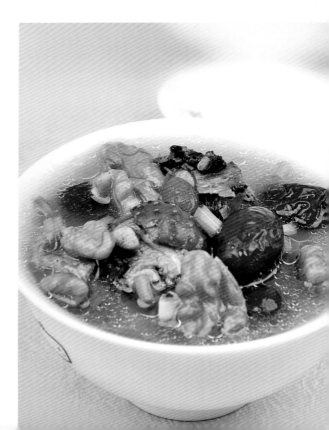

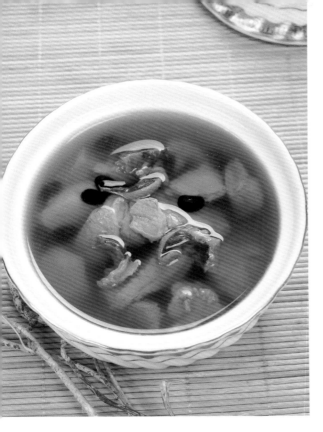

绞股蓝墨鱼猪肉汤

材料

绞股蓝 8 克，墨鱼 150 克，猪瘦肉 300 克，黑豆 50 克，盐适量

做法

1. 将猪瘦肉洗净切块氽水；墨鱼洗净，切段；黑豆洗净，浸泡；绞股蓝洗净，煎水去渣取汁。
2. 锅中放入猪瘦肉块、墨鱼段、黑豆，炖 2 个小时。
3. 放入绞股蓝汁煮 5 分钟，加入盐调味即可。

养生功效

　　适宜肾阴亏虚引起的头晕耳鸣、两目干涩昏花、须发早白、脱发、腰膝酸软、遗精盗汗、五心烦热等患者食用。痰湿中阻、感冒未愈、糖尿病患者慎食。

山药排骨煲

材料

山药 100 克，猪排骨 250 克，胡萝卜 1 根，生姜片 5 克，食用油适量，盐、葱花各 5 克

做法

1. 将猪排骨洗净，切成段；胡萝卜、山药均去皮洗净，切成小块。
2. 锅中加食用油烧热，放入生姜片爆香后，加入猪排骨后炒干水分，捞出。
3. 再将猪排骨、胡萝卜、山药一起放入煲内，以大火煲 40 分钟后，调入盐、葱花即可。

养生功效

　　本品具有健脾益气、延缓衰老、生津益肺、补肾涩精的功效。适宜肺虚喘咳、肾虚遗精、带下、尿频、虚热消渴者食用。

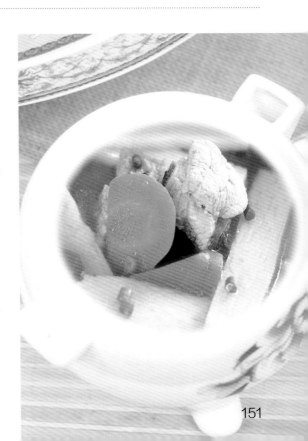

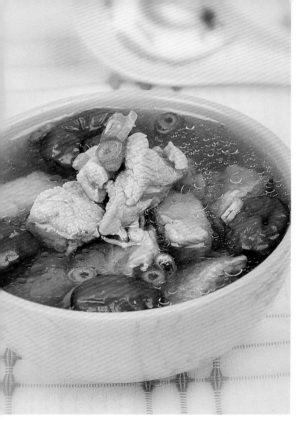

红枣鹿茸羊肉汤

材料

鹿茸 5 克，红枣 10 克，羊肉 300 克，盐、生姜片、葱花、食用油各适量

做法

1. 将羊肉洗净、切块。
2. 将鹿茸、红枣洗净备用。
3. 净锅上火倒入适量清水，放入食用油、生姜片、葱花、盐，再加入羊肉块、鹿茸、红枣，煲至熟透即可。

养生功效

　　此汤具有补肾壮阳、生精益血、补髓健骨的功效，适宜肾阳不足、精血虚亏、阳痿早泄、宫寒不孕、头晕耳鸣、腰膝酸软、四肢冰冷、神疲体倦者食用。儿童不宜多服。

肉豆蔻猪腰汤

材料

肉豆蔻、补骨脂各 9 克，枸杞子 10 克，猪腰100 克，红枣、生姜、葱花各适量，盐少许

做法

1. 猪腰洗干净，切开，除去白色筋膜，切片备用；肉豆蔻、补骨脂、红枣、枸杞子洗干净，备用；生姜洗干净，去皮切片。
2. 锅内注清水煮开，放入猪腰余去表面血水，捞出洗净。
3. 在瓦煲中放入清水，大火煮开后放入红枣、猪腰片、肉豆蔻、补骨脂、枸杞子、生姜片，以小火煲 2 个小时后调入盐、葱花即可。

养生功效

　　此汤具有温补脾胃、补肾壮阳、固肾止泻的功效。肾阳亏虚引起的阳痿、早泄、腰膝酸软的患者适宜食用。阴虚火旺者慎食。

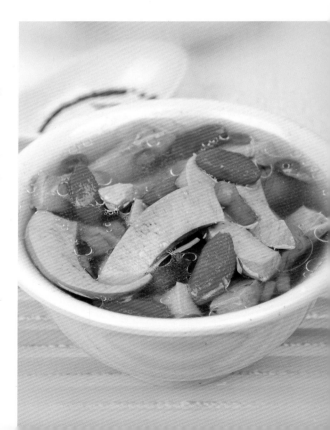

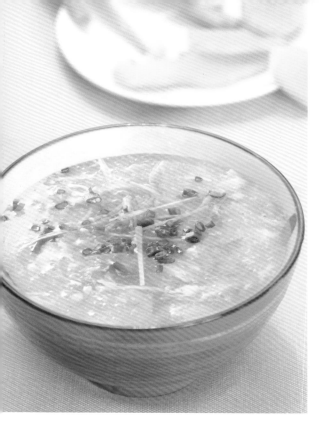

韭黄蚌仔羹

材料

蚌仔 90 克，韭黄 50 克，黑木耳 15 克，鸡蛋 1 个，盐 3 克，鸡精 2 克，水淀粉 6 毫升，生姜丝、葱花各 5 克

做法

① 蚌仔洗净去壳，取肉切成丝；韭黄洗净，切段；黑木耳泡发，洗净切丝；鸡蛋打散，备用。

② 锅置火上，加入适量清水，煮沸，放入蚌仔肉、黑木耳丝、韭黄段，大火再煮沸，调入生姜丝、鸡精、水淀粉勾成芡后，调入鸡蛋液拌匀，呈现蛋花时，加盐、葱花即可出锅。

养生功效

本品具有补肾助阳、涩精止遗的功效，可治虚汗、肾虚遗精、泄泻等。阴虚火盛者慎食。

莲子芡实猪心粥

材料

大米 150 克，芡实、红枣各 15 克，莲子、桂圆肉各 10 克，猪心 50 克，生姜丝、盐、香油、葱花各适量

做法

① 大米洗净，泡好；猪心洗净，切成薄片；桂圆肉洗净；红枣洗净；莲子洗净，浸泡半个小时；芡实淘净。

② 锅中注清水，放入大米，大火煮沸，放入猪心、莲子、桂圆肉、芡实、红枣、生姜丝煮开，转小火熬煮成粥，调入盐，淋香油，撒上葱花即可。

养生功效

此粥可固肾止遗、补益心脾、安心助眠。适宜心虚多汗、自汗、肾虚遗精、早泄、惊悸恍惚、怔忡、失眠多梦者食用。

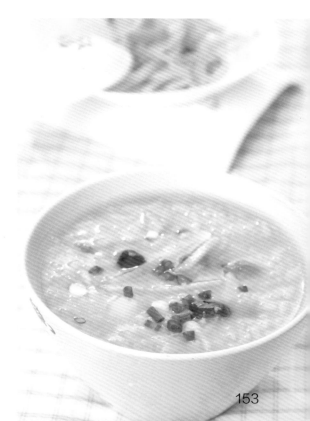

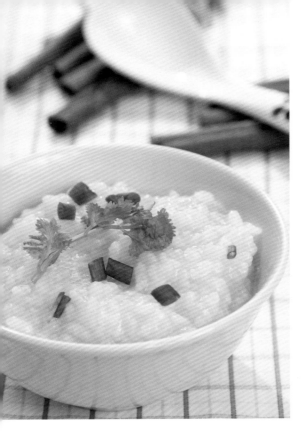

肉桂米粥

材料

肉桂 5 克，大米 100 克，白糖、葱花各适量

做法

❶ 大米淘洗干净，用清水浸泡半个小时后捞出，沥干水分，备用；肉桂洗净，润透，加水煮好，取汁，待用。

❷ 锅置火上，加入适量清水，放入大米，以大火煮开，再倒入肉桂汁。

❸ 以小火煮至粥呈浓稠状，调入白糖拌匀，再撒上葱花即可。

养生功效

此粥具有温补元阳、健脾养胃的功效。畏寒怕冷者、手脚发凉者、胃寒冷痛者、痛经者、肾虚作喘者适宜食用。内热较重、舌红无苔、阴虚火旺者不宜食用。

莲子黑米粥

材料

韭菜籽 10 克，桂圆肉 40 克，红枣 15 克，黑米 100 克，莲子 25 克，白糖适量

做法

❶ 将莲子洗净、去芯；黑米洗净后以热水泡 1 个小时。

❷ 将红枣泡发，洗净；韭菜籽洗净，备用。

❸ 砂锅洗净，倒入泡好的黑米，加适量清水，用中火煮滚后转小火，再放进莲子、红枣、桂圆肉、韭菜籽，续煮 40～50 分钟，直至粥变黏稠，最后加入白糖调味即可。

养生功效

此汤具有固肾涩精、滋补肝肾、补血养血之功效。适宜头昏眩晕者、贫血者、须发早白者、眼疾患者、咳嗽患者、带下清稀者、脾虚泄泻者、虚烦心悸者、失眠者食用。

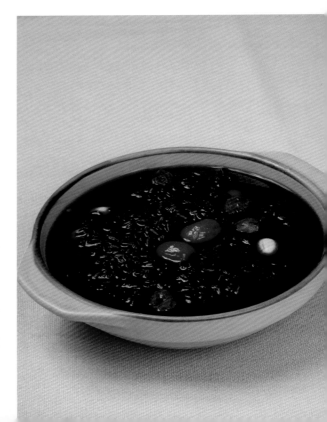

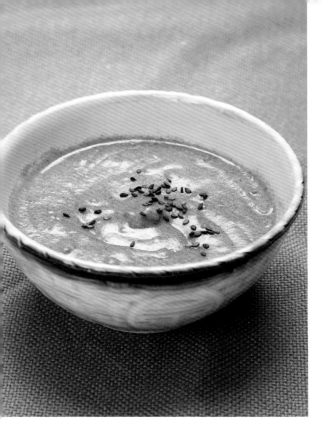

黑芝麻山药糊

材料

山药、何首乌各 250 克，黑芝麻 250 克，白糖适量

做法

1. 黑芝麻、山药、何首乌均洗净、沥干、炒熟，再研成细粉，分别装瓶，备用。
2. 将三种粉末一同盛入碗内，加入沸水调匀。可根据个人口味，调成黏状或是稍微稀些的浆状。
3. 最后调入白糖，调匀即可。

养生功效

本品具有滋补肝肾、健脾养血、乌发的功效。适宜血虚头晕者、神经衰弱者、慢性肝炎患者、脾虚食少者、肾虚遗精者、习惯性便秘患者、痔疮患者食用。感冒发热者、慢性肠炎患者、便溏腹泻者、阳痿遗精者慎食。

黑米红豆茉莉粥

材料

黑米 50 克，红豆 30 克，茉莉花适量，莲子、花生仁各 20 克，白糖 5 克

做法

1. 将黑米、红豆均泡发洗净；莲子、花生仁、茉莉花均洗净。
2. 锅置火上，倒入清水，放入黑米、红豆、莲子、花生仁，大火煮开。
3. 加入茉莉花同煮至粥呈浓稠状，调入白糖拌匀即可。

养生功效

此粥具有滋阴补肾、补血安神的功效。适宜贫血者、须发早白者、黄疸患者、泻痢患者、咳嗽患者、脾虚泄泻者食用。消化不良者、火盛燥热者不宜食用。

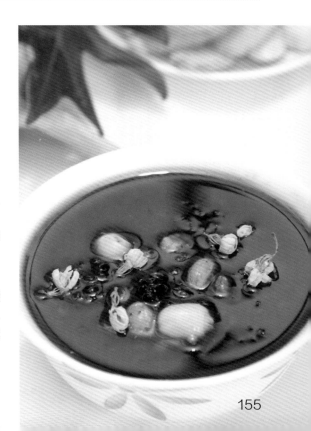

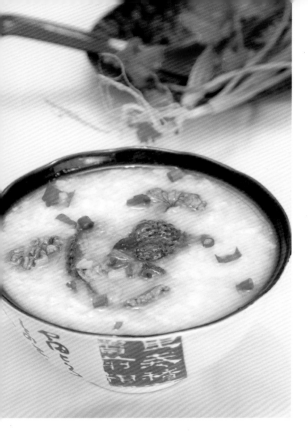

核桃乌鸡粥

材料

乌鸡肉 200 克，核桃 100 克，大米 80 克，枸杞子 30 克，生姜末 5 克，高汤 150 毫升，盐 3 克，葱花 4 克，食用油适量

做法

1 核桃去壳，取仁；大米淘净；枸杞子洗净；乌鸡肉洗净，切块。

2 油锅烧热，爆香生姜末，放入乌鸡肉过油，倒入高汤，放入大米，大火煮沸，放入核桃仁和枸杞子，熬煮。

3 小火将粥焖煮好，调入盐调味，撒上葱花即可。

养生功效

此粥可补益肾气、强身健体。适宜体虚血亏者、肝肾不足者、脾胃不运者、肾虚久咳者、健忘倦怠者、便秘者、心脑血管疾病患者食用。

当归姜丝羊肉粥

材料

当归 10 克，羊肉 100 克，大米 80 克，料酒 5 毫升，酱油 5 毫升，生姜丝、葱花各 3 克，盐 2 克

做法

1 大米淘净；羊肉洗净切片，用料酒、酱油腌制；当归洗净，浸泡。

2 大米、当归入锅，加清水煮沸，放入羊肉片、生姜丝，熬煮至米粒开花。

3 小火熬至粥成，加入盐调味，撒上葱花即可。

养生功效

此粥可温阳散寒、理气活血，也有补气养血、温中暖肾的作用。适宜阳虚遗精、早泄、阳痿、月经不调者食用。湿盛中满及大便溏泄者慎食。

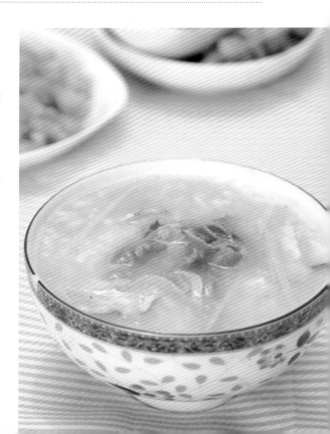

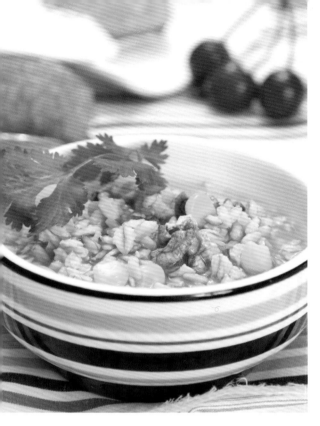

鸡内金核桃燕麦粥

材料

核桃仁 100 克，燕麦片 50 克，玉米粒、鸡内金粉各 10 克，粳米 100 克，白糖适量

做法

1. 核桃仁捣碎；玉米粒、粳米淘洗干净。
2. 锅置火上，加适量清水，大火煮开，加入燕麦片小火煮 20 分钟后，加入粳米、玉米粒煮至米粒开花，再加入鸡内金粉、核桃仁煮成稠粥，加入适量白糖即可。

养生功效

　　此粥具有利尿排石、和胃消食的功效。适宜结石病患者（如肾结石、尿路结石、膀胱结石、胆结石等）、尿路感染患者、慢性肝炎患者、胃痛患者、食积腹胀者、食欲不振者、便秘者食用。肾阴亏虚者慎服。

桂圆羊肉粥

材料

桂圆 70 克，羊肉 100 克，大米 80 克，盐 3 克，鸡精 1 克，葱花少许

做法

1. 桂圆去壳，取肉洗净；羊肉洗净，切片；大米淘净，泡好。
2. 锅中注入适量清水，放入大米，大火煮开，放入羊肉片、桂圆肉，改中火熬煮。
3. 转小火，熬煮成粥，加盐、鸡精调味，撒入葱花即可。

养生功效

　　本粥具有补心脾、益气血、补肾精、温中散寒的作用。适宜风寒咳嗽、慢性气管炎、虚寒型哮喘、肾亏阳痿、腹部冷痛、体虚怕冷、腰膝酸软、面黄肌瘦、气血两亏、病后或产后身体亏虚者食用。

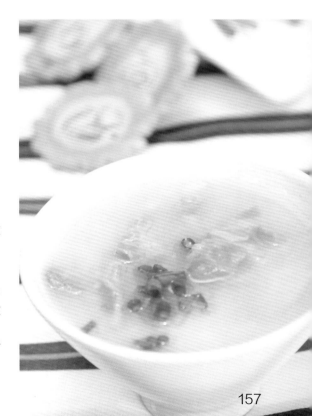

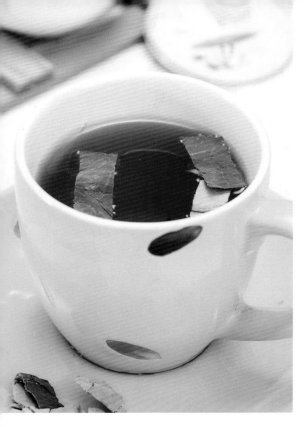

车前子荷叶茶

材料

荷叶（干品）、车前子、枸杞子各5克，水300毫升

做法

① 将干荷叶、车前子、枸杞子洗净，备用。

② 将干荷叶、车前子、枸杞子放入锅中，加清水煮沸后熄火，加盖闷泡10～15分钟。

③ 滤出茶渣取汁即可饮用。

养生功效

本茶可清热解暑、利尿消肿。对小便不通、目赤障翳有食疗作用。适宜小便不利、淋浊带下、水肿胀满者饮用。内伤劳倦、中气下陷、肾虚精滑及内无湿热者不宜饮用。

乌梅甘草汁

材料

乌梅、甘草、山楂各适量，冰糖适量

做法

① 乌梅、甘草、山楂洗净，备用。

② 将乌梅、甘草、山楂放入锅中，加适量清水，煮至沸腾。

③ 加入冰糖，煮至溶化，滤渣取汁即可。

养生功效

本品可杀菌抑菌、生津止咳。对大肠杆菌引起的尿路感染（尿频、尿急、尿痛）、久泻、便血、尿血有食疗作用。适宜口干烦渴、泻痢者饮用。由于乌梅有收敛的作用，高热患者应慎食。

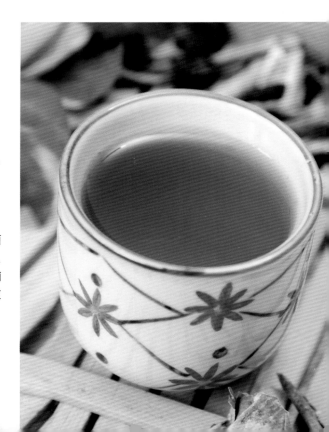

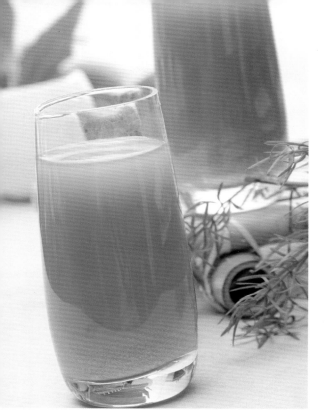

菠菜黑芝麻牛奶汁

材料

黑芝麻 10 克，菠菜 1 棵，牛奶 150 毫升，蜂蜜少许，冷开水适量

做法

1. 将菠菜洗净，去根；黑芝麻洗净，去杂。
2. 将菠菜、黑芝麻和适量冷开水放入榨汁机中榨成汁。
3. 加入牛奶、蜂蜜即可饮用。

养生功效

　　本品具有滋阴补肾、补益虚损、润肠通便等功效。适宜头痛者、目眩者、风火赤眼者、肾阴亏虚者、糖尿病患者、便秘者饮用。尿路结石、肠胃虚寒、大便溏薄、脾胃虚弱、肾功能不全者不宜饮用。

黑豆芝麻汁

材料

黑芝麻 10 克，黑豆 20 克，香蕉少许，冷开水 200 毫升

做法

1. 将黑豆洗净，入锅煮熟，捞出备用；香蕉去皮，切段。
2. 将黑豆、香蕉与冷开水一起放入搅拌机中搅打成泥。
3. 加黑芝麻拌匀即可。

养生功效

　　本品具有滋阴补肾、润肠通便、乌发防脱等功效。适宜肾阴不足者、脾虚水肿者、脚气病患者饮用。大便溏薄者不宜饮用。

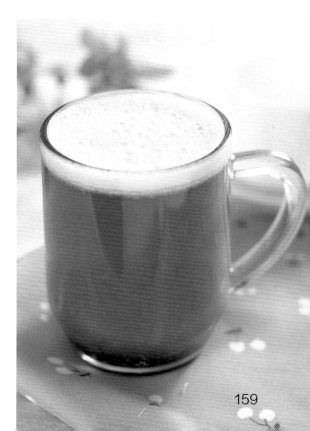

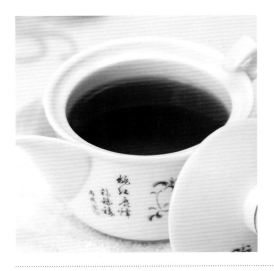

威灵仙牛膝茶

材料

威灵仙、牛膝各 10 克，黑芝麻 500 克，开水适量，白糖适量

做法

❶ 将威灵仙和牛膝洗净，拍碎，备用。

❷ 往杯中注入开水，再将黑芝麻、威灵仙和牛膝一起放进茶水里，加盖闷 15 分钟左右。

❸ 去渣留汁，加入白糖调味即可。

枸杞子韭菜炒虾仁

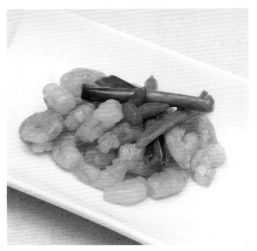

材料

枸杞子 10 克，虾 200 克，韭菜 250 克，盐 5 克，食用油、料酒、淀粉各适量

做法

❶ 将虾去壳，洗净；韭菜洗净切段；枸杞子洗净泡发。

❷ 将虾仁抽去肠泥，用淀粉、盐、料酒腌制 5 分钟。

❸ 锅置火上放食用油烧热，放入虾仁、韭菜、枸杞子炒至熟，调入盐即可。

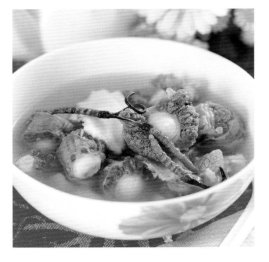

当归牛尾虫草汤

材料

当归 30 克，冬虫夏草 3 克，牛尾 1 条，生姜片、盐、食用油各适量

做法

❶ 将牛尾洗净、切块。

❷ 将当归、冬虫夏草洗净备用。

❸ 净锅上火倒入适量清水，放入食用油、生姜片、盐，再加入牛尾块、当归、冬虫夏草，煲至熟透即可。